全国高职高专食品类、保健品开发与管理专业"十三五"规划教材

（供食品营养与检测、食品质量与安全专业用）

食品毒理学基础

主　　编　方士英　张宝勇

副主编　李雅晶　李雪璨

编　　者　（以姓氏笔画为序）

U0297485

方士英（皖西卫生职业学院）

李雪璨（长春职业技术学院）

李雅晶（浙江经贸职业技术学院）

张宝勇（重庆医药高等专科学校）

陈香郡（重庆医药高等专科学校）

赵　宇（重庆安全技术职业学院）

俞彦波（铁岭卫生职业学院）

韩　迪（皖西卫生职业学院）

潘伟男（湖南食品药品职业学院）

薛宝玲（内蒙古农业大学职业技术学院）

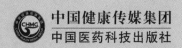

中国健康传媒集团

中国医药科技出版社

内 容 提 要

本教材为"全国高职高专食品类、保健品开发与管理专业'十三五'规划教材"之一，系根据本套教材的编写指导思想和原则要求，结合专业培养目标和本课程的教学目标、内容与任务要求编写而成。本教材具有专业针对性强、紧密结合新时代行业要求和社会用人需求、与职业技能鉴定相对接等特点，在注重理论知识的同时还结合高职高专的特点，设计了实验操作知识；内容主要涵盖基础理论知识，包括食品毒理学基础知识、毒物在体内的转运与转化过程、毒作用影响因素及机制、食品毒理学试验基础、一般毒性作用及其评价、特殊毒性作用及其评价等。本教材为书网融合教材，即纸质教材有机融合电子教材、教学配套资源（PPT、微课、视频、图片等）、题库系统、数字化教学服务（在线教学、在线作业、在线考试）。

本教材主要供高职高专食品营养与检测、食品质量与安全专业师生教学使用，也可作为食品检测技术等食品类专业教材。

图书在版编目（CIP）数据

食品毒理学基础／方士英，张宝勇主编 . —北京：中国医药科技出版社，2019.1
全国高职高专食品类、保健品开发与管理专业"十三五"规划教材
ISBN 978 – 7 – 5214 – 0599 – 6

Ⅰ. ①食…　Ⅱ. ①方…　②张…　Ⅲ. ①食品毒理学 – 高等职业教育 – 教材　Ⅳ. ①R994. 4

中国版本图书馆 CIP 数据核字（2018）第 273569 号

美术编辑　陈君杞
版式设计　南博文化

出版　**中国健康传媒集团** | 中国医药科技出版社
地址　北京市海淀区文慧园北路甲 22 号
邮编　100082
电话　发行：010 – 62227427　邮购：010 – 62236938
网址　www. cmstp. com
规格　889 × 1194mm ¹⁄₁₆
印张　11
字数　231 千字
版次　2019 年 1 月第 1 版
印次　2023 年 1 月第 4 次印刷
印刷　三河市百盛印装有限公司
经销　全国各地新华书店
书号　ISBN 978 – 7 – 5214 – 0599 – 6
定价　**28. 00 元**

获取新书信息、投稿、为图书纠错，请扫码联系我们。

数字化教材编委会

主　编　方士英　张宝勇
副主编　李雅晶　李雪璨
编　者　(以姓氏笔画为序)
　　　　方士英 (皖西卫生职业学院)
　　　　李雪璨 (长春职业技术学院)
　　　　李雅晶 (浙江经贸职业技术学院)
　　　　张宝勇 (重庆医药高等专科学校)
　　　　陈香郡 (重庆医药高等专科学校)
　　　　俞彦波 (铁岭卫生职业学院)
　　　　韩　迪 (皖西卫生职业学院)
　　　　薛宝玲 (内蒙古农业大学职业技术学院)

出版说明

为深入贯彻落实《国家中长期教育改革发展规划纲要（2010—2020年）》和《教育部关于全面提高高等职业教育教学质量的若干意见》等文件精神，不断推动职业教育教学改革，推进信息技术与职业教育融合，对接职业岗位的需求，强化职业能力培养，体现"工学结合"特色，教材内容与形式及呈现方式更加切合现代职业教育需求，以培养高素质技术技能型人才，在教育部、国家药品监督管理局的支持下，在本套教材建设指导委员会专家的指导和顶层设计下，中国医药科技出版社组织全国120余所高职高专院校240余名专家、教师历时近1年精心编撰了"全国高职高专食品类、保健品开发与管理专业'十三五'规划教材"，该套教材即将付梓出版。

本套教材包括高职高专食品类、保健品开发与管理专业理论课程主干教材共计24门，主要供食品营养与检测、食品质量与安全、保健品开发与管理专业教学使用。

本套教材定位清晰、特色鲜明，主要体现在以下方面。

一、定位准确，体现教改精神及职教特色

教材编写专业定位准确，职教特色鲜明，各学科的知识系统、实用。以高职高专食品类、保健品开发与管理专业的人才培养目标为导向，以职业能力的培养为根本，突出了"能力本位"和"就业导向"的特色，以满足岗位需要、学教需要、社会需要，满足培养高素质技术技能型人才的需要。

二、适应行业发展，与时俱进构建教材内容

教材内容紧密结合新时代行业要求和社会用人需求，与职业技能鉴定相对接，吸收行业发展的新知识、新技术、新方法，体现了学科发展前沿、适当拓展知识面，为学生后续发展奠定了必要的基础。

三、遵循教材规律，注重"三基""五性"

遵循教材编写的规律，坚持理论知识"必需、够用"为度的原则，体现"三基""五性""三特定"。结合高职高专教育模式发展中的多样性，在充分体现科学性、思想性、先进性的基础上，教材建设考虑了其全国范围的代表性和适用性，兼顾不同院校学生的需求，满足多数院校的教学需要。

四、创新编写模式，增强教材可读性

体现"工学结合"特色，凡适当的科目均采用"项目引领、任务驱动"的编写模式，设置"知识目标""思考题"等模块，在不影响教材主体内容基础上适当设计了"知识链接""案例导入"等模块，以培养学生理论联系实际以及分析问题和解决问题的能力，增强了教材的实用性和可读性，从而培养学生学习的积极性和主动性。

五、书网融合，使教与学更便捷、更轻松

全套教材为书网融合教材，即纸质教材与数字教材、配套教学资源、题库系统、数字化教学服务有机融合。通过"一书一码"的强关联，为读者提供全免费增值服务。按教材封底的提示激活教材后，读者可通过电脑、手机阅读电子教材和配套课程资源（PPT、微课、视频、动画、图片、文本等），并可在线进行同步练习，实时反馈答案和解析。同时，读者也可以直接扫描书中二维码，阅读与教材内容关联的课程资源（"扫码学一学"，轻松学习PPT课件；"扫码看一看"，即刻浏览微课、视频等教学资源；"扫码练一练"，随时做题检测学习效果），从而丰富学习体验，使学习更便捷。教师可通过电脑在线创建课程，与学生互动，开展布置和批改作业、在线组织考试、讨论与答疑等教学活动，学生通过电脑、手机均可实现在线作业、在线考试，提升学习效率，使教与学更轻松。

编写出版本套高质量教材，得到了全国知名专家的精心指导和各有关院校领导与编者的大力支持，在此一并表示衷心感谢。出版发行本套教材，希望受到广大师生欢迎，并在教学中积极使用本套教材和提出宝贵意见，以便修订完善，共同打造精品教材，为促进我国高职高专食品类、保健品开发与管理专业教育教学改革和人才培养做出积极贡献。

中国医药科技出版社

2019年1月

吴美香（湖南食品药品职业学院）

张　挺（广州城市职业学院）

张　谦（重庆医药高等专科学校）

张　镝（长春医学高等专科学校）

张迅捷（福建生物工程职业技术学院）

张宝勇（重庆医药高等专科学校）

陈　瑛（重庆三峡医药高等专科学校）

陈铭中（阳江职业技术学院）

陈梁军（福建生物工程职业技术学院）

林　真（福建生物工程职业技术学院）

欧阳卉（湖南食品药品职业学院）

周鸿燕（济源职业技术学院）

赵　琼（重庆医药高等专科学校）

赵　强（山东商务职业学院）

赵永敢（漯河医学高等专科学校）

赵冠里（广东食品药品职业学院）

钟旭美（阳江职业技术学院）

姜力源（山东药品食品职业学院）

洪文龙（江苏农林职业技术学院）

祝战斌（杨凌职业技术学院）

贺　伟（长春医学高等专科学校）

袁　忠（华南理工大学）

原克波（山东药品食品职业学院）

高江原（重庆医药高等专科学校）

黄建凡（福建卫生职业技术学院）

董会钰（山东药品食品职业学院）

谢小花（滁州职业技术学院）

裴爱田（淄博职业学院）

前言

QIANYAN

食品毒理学基础是高职高专食品类、保健品开发与管理专业的专业基础课程，本教材是根据高职高专食品类、保健品开发与管理专业培养目标和主要就业方向及职业能力要求，按照本套教材编写指导思想和原则，结合食品毒理学基础课程教学大纲，组织全国 8 所高等职业院校从事教学和生产一线的教师悉心编写而成。通过学习本课程相关内容，将为学习后续的食品分析与检测、食品安全管理、食品添加剂等专业核心能力课程奠定重要的理论基础。本教材包括基础理论知识、实验技能知识两部分。基础理论知识分为九个模块，讲授食品毒理学基础知识、毒物的体内过程、毒作用影响因素、一般毒性和特殊毒性作用及其评价等内容。实验技能知识包括基础实验操作，急性毒性阶段涉及的实验项目等技能训练内容。

本教材围绕培养"德智体美全面发展的、高素质的技术技能型人才"的目标，按照"三基""五性""三特定"的要求，结合高职高专教育教学改革相关成果和教学实践经验进行了大胆创新，主要体现为：采用项目教学法形式编写，每个项目中列出若干个任务，便于教学；每个模块中均列出知识目标、能力目标，并以案例讨论导入新任务；模块最后设有拓展阅读，以扩大学生知识面；设有思考题，方便学生学习与自测。同时，本教材为书网融合教材，即纸质教材有机融合电子教材、教学配套资源（PPT、微课、视频、图片等）、题库系统、数字化教学服务（在线教学、在线作业、在线考试），方便教与学。

本教材主要适用于食品营养与检测、食品质量与安全专业师生使用，也可作为食品检测技术等食品类专业使用。同时也可为从事食品采购、生产、加工、质量控制、储存、销售等环节和岗位的专业人员提供参考。

本教材由方士英、张宝勇担任主编。具体编写分工为：项目一由张宝勇编写，项目二由李雪璨编写，项目三由方士英编写，项目四由韩迪编写，项目五由李雅晶编写，项目六由陈香郡编写，项目七由潘伟男编写，项目八由薛宝玲编写，项目九由俞彦波和赵宇共同编写；实验部分由张宝勇汇总、整理编写。

本教材在编写过程中，得到全国高职高专食品类、保健品开发与管理专业"十三五"规划教材建设指导委员会专家的悉心指导和各参编院校的大力支持，在此谨致以诚挚的谢意。编写过程中参考了不同版本的高职高专和本科使用的教材，在此深表感谢。

由于时间仓促，编者水平和经验有限，疏漏和不足之处在所难免，恳请广大读者批评指正，以便进一步修改、完善。

编　者
2019 年 1 月

目录

MULU

项目一 绪 论

任务一 食品毒理学概述

扫码"学一学"

案例讨论

案例：2005 年 6 月 5 日，英国《星期日泰晤士报》报道：英国食品标准局在英国一家知名的超市连锁店出售的鲑鱼体内发现"孔雀石绿"。有关方面将此事迅速通报给欧洲国家所有的食品安全机构，发出食品安全警报。英国食品标准局发布消息说，任何鱼类都不允许含有此类致癌物质，新发现的有机鲑鱼含有"孔雀石绿"的化学物质是"不可以接受的"。由此，2005 年 7 月 7 日，国家农业部办公厅向全国各省、自治区、直辖市下发了《关于组织查处"孔雀石绿"等禁用兽药的紧急通知》，在全国范围内严查违法经营、使用"孔雀石绿"的行为。

问题：1. 如何评价"孔雀石绿"是致癌物质？
      2. "孔雀石绿"的致癌机制是什么？

一、毒理学定义

毒理学是从药理学发展和分化而来的一门学科，是公认的既具有基础性，又具有应用性的学科，是从医学的角度研究外来化合物（亦称外源化学物）对生物体的损害作用、作用机制、危险度评估及其安全性评价与管理的综合性学科。

二、毒理学分类

毒理学研究涉及的范围比较广，其研究对象也比较多，毒理学形成了许多分支（图 1-1）。除上述的分类外，有些分类方法也将毒理学分为毒物代谢动力学和毒物效应动力学两大类。

相信随着毒理学研究的不断深入，毒理学势必会在此基础上形成更多的分支，但是其基本理论和方法均是相同的。

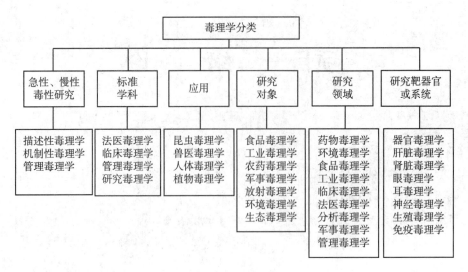

图1-1 毒理学分类

三、食品毒理学定义

随着食品工业的发展，农药、食品添加剂等事件层出不穷，为了保证食品安全，对食品中存在的外源化学物的来源、性质、不良作用和可能的有益作用及其作用机制进行研究，确定出这些物质的安全限量，评价食品的安全性，应运而生了一门新学科——食品毒理学。

食品毒理学是食品卫生学的组成部分，也是毒理学的一个分支（图1-1），是借助基础毒理学的基本原理和方法，研究食品中外源化学物质的性质、来源及对人体的损害作用、作用机制、安全性，并确定其安全限值，以及提出预防管理措施的一门学科。20世纪70年代世界卫生组织（WHO）、世界粮农组织（FAO）和美国食品药品管理局（FDA）提出应以食品安全性评估为重点，将食品毒理学从食品营养和卫生学科中单独分离出来，即为食品毒理学的前身。

四、食品毒理学的研究任务

食品毒理学研究的最终目标就是通过研究确定外源化学物毒理学安全性，制定安全限量，提出食品及食品中有毒有害物质的预防及管理措施，保障食品安全。具体来说，研究任务包括：①研究食品中化学物的分布、形态及其进入人体的途径与代谢规律，阐明影响中毒发生和发展的各种条件；②研究化学物在食物中的安全限量，评定食品的安全性，制定相关卫生标准；③研究食品中化学物的急性和慢性毒性，特别应阐明致突变、致畸、致癌和致敏等特殊毒性，提出早期诊断的方法及健康监护措施。

五、食品毒理学的研究内容

食品毒理学主要以食品中有毒有害物质为研究对象开展来源、化学特性、接触（摄入）途径、毒理学试验方法、毒物的体内过程、毒性特性及毒理机制等诸多方面的研究，还包括化学物的安全性评估与管理的研究。着重研究其对生物体的毒性反应、严重程度、发生频率和毒作用机制、定性和定量评价毒性作用，预测其对人体的危害，为确定安全限值和采取措施提供科学依据。

食品中毒物的来源包括外源化学物质，生物性污染物，天然有毒有害物质，食品包装材料和食品添加剂，食品生产加工过程中形成的有害物质及人为因素。

研究内容主要包括：①研究毒物的体内代谢过程、毒作用、毒性机理及特征。②对新资源食品、新型包装材料、新型食品添加剂等新产品，使用前进行安全性毒理学评价。③研究新的污染因素、污染源、污染物种类与化学性质及其在食物链的迁移规律，评价对食品安全的影响。④研究新的残留物毒性、检测方法，在食品安全性评价基础上制定残留限量标准。⑤研究食品在加工、包装、储运过程中的各种污染因素，并提出切实可行的预防及管理措施。

通过系统的毒理学试验、对受试物作出安全性评价，并结合实际情况和人群食物结构制定安全限量标准。

六、食品毒理学的研究方法

食品毒理学与毒理学一样，是一门典型的兼收并蓄的交叉学科，它的发展与其他许多基础科学，特别是化学、物理、生理、生化、生物等学科的发展紧密相关。随着其他学科的迅速发展，它高度集成和综合了这些学科的最新技术，尤其是从细胞、亚细胞乃至分子水平上研究化学物中所含有害物质与机体相互作用规律，所以毒理学的研究方法在传统毒理学的基础注入了一些新的内容。从方法学来说，食品毒理学的研究方法可分为以下两大类（图1-2）。

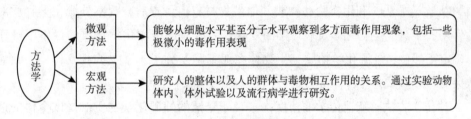

图1-2 按方法学分类的毒理学研究方法

在研究某特定外源化学物的安全性评价资料可以有四五种不同的毒理学研究信息来源，包括实验室研究以及群体调查（图1-3）。

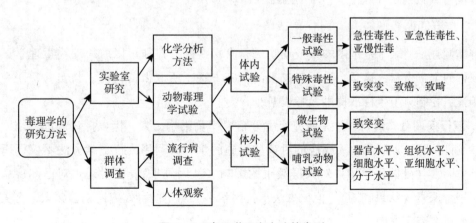

图1-3 毒理学研究方法的类型

（一）实验室研究

1. 化学分析方法 主要是运用分析基本理论、检测方法以及检测仪器，如气相色谱

（GC）、高效液相色谱（HPLC）、原子吸收分光光度计（AAS）等来研究外源化学物质的基本特性（外源化学物质的组成、分子结构、所含的杂质、稳定性、溶解性、解离度等）及其含量，对评价化合物的毒性和特异性毒性有重要价值。

2. 动物毒理学试验 毒理学主要是借助于动物模型模拟引起机体中毒的各种条件，观察实验动物的毒性反应，再外推到人。毒理学试验可采用整体动物，游离的动物脏器、组织、细胞进行，根据采用的方法不同，可分为体内试验和体外试验。

（1）**体内试验** 也称为整体动物试验。可严格控制接触条件，测定多种类型的毒作用，常用以检测外源化学物的一般毒性。哺乳动物体内试验是毒理学的基本研究方法，其结果原则上可外推到人，故试验对象常采用哺乳动物，例如大鼠、小鼠、豚鼠、家兔、仓鼠、狗和猴等。在特殊需要情况下，也采用鱼类或其他水生生物、鸟类、昆虫等。但该试验影响因素较多，难以解释和阐明外源化学物的代谢通路和毒作用机制。

（2）**体外试验** 利用游离器官、培养的细胞或细胞器进行研究，多用于外源化学物对机体急性毒作用的初步筛检、作用机制和代谢转化过程的深入观察研究。但该试验系统缺乏体内试验的毒物代谢动力学过程，难以进行外源化学物的亚慢性和慢性毒作用研究。

体内试验和体外试验各有其优点和局限性，需要根据实验研究的目的要求，采用最适当的方法，并且互相验证。

实验室研究除上述两种常用方法外，在研究过程中还可能会用到以下研究方法。

（1）**生物学方法** 利用实验动物或其他生物材料，染毒后，观察外源化学物质对染毒个体的作用（生理、生物化学及病理学的变化）及其阐明外源化学物质的毒作用机理（毒动学，确定靶部位，外源化学物质与生物体在亚细胞及分子水平上的相互作用，致癌、致畸、致突变、致敏试验等）。

（2）**遗传学方法** 从遗传学的角度，去观测受试的外源化学物质对受试个体的遗传物质（遗传基因和染色体）的影响，从而确定外源化学物质的特异性毒性。如通过微核试验、染色体畸变试验等，确定外源化学物质的三致作用（致癌、致畸、致突变）等。

（3）**生物化学方法** 主要是确定受试外源化学物质对生物体细胞生物化学过程的影响，如通过代谢试验判断外源化学物质的酶毒性等。

（二）群体调查

群体调查是对某个范围内的人或动物进行直接观察，往往可以取得动物毒理学试验所难以取得的宝贵资料，这是一种不容忽视的研究方法。所取得资料可以与实验室研究结果相互印证，为制订卫生标准提供参考依据。

1. 流行病调查 流行病学是研究疾病分布规律及影响因素，借以探讨病因，阐明流行规律，制订预防、控制和消灭疾病的对策和措施的学科。利用流行病学方法不仅可以研究已知环境因素（外源化学物）对人群健康的影响（从因到果），而且还可对已知疾病的环境病因进行探索（从果到因）。但该方法干扰因素多，测定的毒效应还不够深入，有关的生物学标志还有待于发展。

2. 人体观察 通过中毒事故的处理或治疗，可以直接获得关于人体的毒理学资料，这是临床毒理学的主要研究内容。有时可设计一些不损害人体健康的受控试验，但仅限于低浓度、短时间的接触，并且毒作用应有可逆性。

扫码"学一学"

任务二 食品毒理学的发展及展望

一、毒理学的起源与发展

毒理学的发展可以追溯到原始人，人类祖先使用动物毒液和植物浆液来狩猎、作战和谋杀。中世纪后期，P. A. 帕拉塞尔萨斯提出决定化学物产生有害或有益效应时剂量起到的关键作用，被视为毒理学发展史的里程碑，19 世纪初现代毒理学之父西班牙籍 M. J. B. 奥菲拉编写了世界上第一部毒理学著作，最早将毒理学明确划定为单独学科。关于毒理学发展的主要进程详见表 1 – 1。

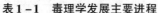

表 1 – 1 毒理学发展主要进程

毒理学发展进程	记载
古代和中世纪时期	公元前 2735 年，中国神农氏《本草》已记载了 265 种有毒药物以及毒物的相应解毒剂
	公元前 2650 年，中国《黄帝内经》中有很多毒物及其解毒记载
	公元前 1500 年，古埃及的埃伯斯纸莎草纸记载了毒物的资料
	毒理学源于希腊文字"toxikon"，为浸泡箭头的毒物和发射毒箭的弓。
	公元前 400 年左右，医学之父希波克拉底提出有关治疗和过量给药生物利用度的临床毒理学原理
	古希腊医生迪奥斯克利德斯曾在罗马皇帝尼禄的法庭上首次进行毒物分类，并附以绘画和文字说明
启蒙时期	中世纪后期，瑞士医学家兼科学家 P. A. 帕拉塞尔萨斯（Paracelsus）最早认识到决定化学物产生有害或有益效应时剂量起到的关键作用（所有物质都是有毒的，没有无毒的物质。只有剂量决定一种物质是毒物还是药物——毒理学发展史的里程碑）
	1795 年，英国外科医生 P. 波特首先发现烟囱清洁工患阴囊癌与煤烟烟灰接触有关（关于多环芳烃致癌性最早报道）
	19 世纪初现代毒理学之父西班牙籍 M. J. B. 奥菲拉（Orfila）编写了世界上第一部毒理学著作，最早将毒理学明确划定为单独学科
现代时期	20 世纪 20 年代美国禁酒行动，开始了早期神经毒理学研究
	磺胺乙二醇溶液事件导致美国于 1938 年通过《科普兰法案》，促使了美国食品药品管理局（FDA）的设立，为促进毒理学进一步发展起到关键性作用
	20 世纪 50 年代，美国的著名毒理学家 Lehman 等人主编的《食品、药品和化妆品中化学物的安全性评价》顺利出版，为毒理学研究提供了指南
	20 世纪 60 年代，震惊世界的沙利胺事件和 R. 卡尔松的著作《寂静的春天》（1962 年），极大地推动了毒理学学科的发展。许多毒理学法规相继诞生，1965 年国际毒理学会成立
	自 20 世纪 80 年代至今，是毒理学发展的鼎盛时期，也是分子毒理学的形成和发展的重要时期

二、食品毒理学发展进程

食品毒理学的起源可以追溯到我们的祖先为了获得丰富的食物而去尝试多种物质的时候。5000 年前，神农氏尝百草时，就已开始区分食物、药物与毒物。明代《本草纲目》可视为世界上第一部药物学与毒理学的专著。直至 20 世纪 50 年代，现代毒理学在我国建立和发展，60 年代初有相关人士开始从事农药残留量标准制订及水果保鲜的工作。70 年代末、80 年代初有关部门举办了两届食品毒理学习班，为各省、市防疫部门和高等院校培养了一大批食品毒理学工作者，在短时间内形成了一支庞大的食品毒理学队伍，为我国食品毒理学的发展与研究打下了良好的基础。改革开放后，鉴于国际上毒理学的发展和我国国情需要，我国在预防医学专业开设了食品毒理学基础课程。此后，又设立了食品毒理学硕士学位及博士学位点。1993 年，中国毒理学会的成立以及国际合作、会议、交流等活动的开展，推动了我国食品毒理学发展到一个新水平，同时缩小了我国食品毒理学与国际先进水平的差距，迎来了我国食品毒理学的发展时期。关于中国食品毒理学发展主要进程详见表 1-2。

表 1-2 中国食品毒理学发展主要进程及特点

食品毒理学发展进程		记载	特点
远古期食品毒理学	胚芽期	神农氏尝百草，日中毒七十	凭狭溢的直观经验，对可供食用的物质，作出粗略的、宏观的可食与不可食的判断，道理很简单，只是以对食用者有害或无害为标准，还称不上"食品毒理学"
古代食品毒理学	胚胎期	《本草纲目》记载"水蛇无毒可食""狗肉热病后食之，杀人" 《本图经》记载"白花蛇有大毒，头尾各一尺尤甚，不可食用" 《别录》记载"羊肉味甘、大热、无毒" 《千金食治》记载"暴下后不可食羊肉、髓及骨汁，成须热难解，还动利" 《随息居饮食谱》记载"多食生热动风"	仍未独立分科，仅只是分别载入古籍，其特点是较为详细地从宏观上说明食品及其中所含的有害物质的毒性大小，并能阐述对具体脏器的毒害，但仍未能明确食品毒理学的概念
近代食品毒理学	幼年期	20 世纪 50 年代，提出了"食品毒理学"的概念 20 世纪 60 年代和 70 年代，明确了食品毒理学以安全性评价为重点，把食品毒理学从过去的卫生学、毒理学等学科中独立出来 1978 年，原国家卫生部组织上海第一医学院和中国医学科学院卫生研究所等 8 个单位编写了我国第一部食品毒理学专著——《食品毒理》 1980 年，我国食品添加剂标准化技术委员会首次提出制定毒性评价 1983 年，原国家卫生部颁布《食品安全性毒理学评价程序和方法》 1985 年，原国家卫生部颁布了修改后的《食品安全性毒理学评价程序和方法》（试行） 1992 年，《食品安全性评价程序和方法》及《食品毒理学试验操作规范》在我国食品卫生标准分会通过 1993 年，中国毒理学会成立，下设食品毒理学专业委员会 1994 年、2003 年、2014 年 GB 15193《食品安全性毒理学评价程序》的修订、颁布、实施	由宏观向微观进展，尤其是从细胞、亚细胞乃至分子水平上研究食品中所含有害物质与机体相互作用规律

三、食品毒理学展望

（一）新技术和新方法在食品毒理学中的应用

食品毒理学经历了由宏观到微观、整体细胞到分子、从分析到综合、又至整体和群体、试验到理论、理论到实践的发展过程。如今的食品毒理学是诸多学科的交叉，涉及广泛的学科领域，且相互渗透。所以，食品毒理学的发展已与生命科学（如生物化学、生物物理学、遗传学和分子生物学）的发展紧密相连。生命科学领域中新的理论和研究手段日益渗透到食品毒理学科，故而外源化学物中毒与危害的机理研究已进入分子水平。一些新发展的生物技术已应用于我国各项食品毒理学研究，但普及率不高，目前我国大多数食品毒理检测机构均按照《食品安全国家标准　食品安全性毒理学评价程序》实施，试验周期较长。为提高我国食品毒理的研究水平，应在全国毒理检测机构普及食品毒理检验的新技术及快速检验技术，用新技术、新方法快速准确检测新原料、新污染物的毒性。

（二）生物标志物在食品毒理学中的应用

生物标志物包括反映机体暴露水平的接触标志物、反映毒性作用的效应标志物和反映个体遗传敏感性的易感标志物。传统的毒理学研究一般是以实验动物为模型，研究实验动物接触外源化学物后所发生的毒性效应，然后将动物试验的结果外推至人进行评价。现在科学家们已越来越认识到获得人体资料对于最终毒理学评价的重要性。然而，由于伦理道德方面的限制以及毒性终点往往需要很长时间才能见到变化，所以利用早期灵敏的生物标志物在人体试验中作为中间终点大大减少不确定性的研究与应用已成为当前研究的前沿方向。

（三）定量构-效关系研究和建立食物的化学物毒性预测系统的应用

毒理学揭示外源化学物对人类和环境生态的潜在危害，从而在预防和控制这类危害中起着重要作用。对化学物和健康相关产品的毒性鉴定或它们的健康安全评价，确定食物的化学物结构与毒性关系，用定量构-效关系研究和建立食物的化学物毒性预测系统是今后食品毒理学研究的重要内容。研究化学物的量构-效应关系，建立食物化学物的毒性预测系统可以提供更有效、更安全、低残留的化学结构，及早介入外源化学物对生物体危害的预防控制。

（四）体外替代方法在毒理学中的发展

近年由于国际上对动物福利保护的呼声越来越高，以及传统的毒理学测试方法存在费用高昂、试验耗时长、种间差异等原因，以减少（Reduction）、优化（Refinement）和替代（Replacement）为核心的3R理论已被愈来愈多的国际社会所接受，因此出现整体动物替代法的新概念和发展新动向。目前，体外替代试验已经涵盖一般毒性、遗传毒性、器官毒性等多种毒性终点，研究手段包括细胞和组织培养、毒理组学、计算机模拟辅助评价系统等。国外许多毒理学替代法已通过权威机构验证并被欧盟、美国和经济与合作发展组织等推广应用。

任务三　食品毒理学和食品安全性

一、现代食品安全性问题

"民以食为天，食以安为先"，食品是人类生存发展的最基本物质，食品安全与民众的身体健康息息相关，也直接或间接影响到经济发展与社会稳定。近几年来，苏丹红工业添加剂事件、三聚氰胺事件、瘦肉精事件、地沟油事件、金华敌敌畏火腿事件、毒黄

扫码"学一学"

花菜事件等重大食品安全问题为人们敲响了警钟，食品安全问题已成为目前公共健康面临的重大社会焦点问题。据我国食品安全现状分析，我国食品安全问题主要有以下五个方面。

（一）微生物污染造成的食源性疾病问题

近年来已报道的重大食物中毒、事故报告数百起，中毒人数几千人，上百人死亡，据调查除意外事故外，由致病微生物引起的食物中毒事件占绝大多数，达到98.5%，化学物质和自然毒分别占0.7%和0.8%。

（二）农药、兽药残留引起的食品质量安全性问题

我国是农业大国，农产品产量位居世界前列，但农业生产技术较为落后，过量地使用化肥、农药、兽药等农用化学品，造成农产品中有害物质残留严重超标。研究报道，长期过量使用化肥，会破坏土壤中的成分和结构，使土壤理化性质恶化，土壤肥力下降，而这又可能使农民加大化肥的使用量，加剧农产品和生态环境的污染；有机磷农药在蔬菜上的残留最为严重，其在某些环境条件下也会存在较长的残存期，并能在体内蓄积。

（三）食品添加剂的不合理使用或滥用的安全性问题

目前社会上出现的食品添加剂问题，主要是由于食品添加剂超量使用、超范围使用或者使用不合格的添加剂或是添加不允许的添加物造成的，给食品安全造成极大隐患。例如，有的企业在腌菜中超标多倍使用苯甲酸；在饮料中成倍超标使用化学合成甜味剂；为使馒头、包子增白使用二氧化硫；为使大米、饼干增亮用矿物油；用甲醛浸泡海产品使之增韧、增亮，延长保存期；为改善米粉、腐竹口感使用"吊白块"等。

（四）容器和包装材料不合格的安全性问题

食品的包装是防止微生物污染的重要方法。各种食品容器、包装材料和食品用工具、设备直接或间接接触食品，可能在食品生产加工、贮藏、运输和经营过程中造成食品污染。新的食品包装材料也给食品安全带来隐患。

（五）转基因食品潜在的危险问题

生物技术和重组DNA技术被认为是发展中国家解决日益增长的粮食需求的关键性技术，大豆、玉米、棉花、油菜、马铃薯等转基因作物已在全球十多个国家种植，但是转基因生物在遗传及技术学上的不稳定性带来的潜在危害不可忽视，转基因食品安全性问题已成为国内外专家研究的焦点。

人类食物链环节增多和食物结构复杂化，增添了新的饮食风险和不确定因素。除上述的安全性问题外，工业污染造成的环境恶化对食品安全构成严重威胁，水源污染造成食源性疾病的发生，一些食品生产企业、不法商贩偷工减料、以次充好，制造食品过程中使用不合格原料及应用新原料、新工艺，添加有毒物质等问题也给食品安全带来隐患。

概括起来分析，现代食品安全性包括五大类问题，即微生物致病、自然毒素、环境污染物、人为加入食物链的有害化学物质、其他不确定的饮食风险。历史的经验和国内外的发展形势都说明，确保食品的安全性必须建立起完善的社会管理体系。

二、食品毒理学与食品安全性的关系

食品毒理学是食品安全性的基础。食品毒理学是借助基础毒理学的基本原理和方法，研究食品中外源化学物的性质、来源及对人体的损害作用、作用机制、安全性评价，并确定其安全限值，以及提出预防管理措施，从而确保人类健康的学科。现代食品毒理学着重于通过化学和生物学领域的知识找寻毒性反应的详细机理，并研究特定物质产生的特定化学或生物学反应机制，为食品安全性评估和监控提供详细和确凿的理论依据。

在一定意义上，只要到达一定剂量，任何物质对机体都具有毒性，所以也就存在一定的危险性。危险性或风险度系指一种物质在具体的接触条件下，对机体造成损害可能性的定量估计。对接触外源化学物的危险度进行估计，即危险度评价，是毒理学的重要内容。

在毒理学学科中，安全是指一种化学物质在规定的使用方式和用量条件下，对人体健康不产生任何损害，亦不至于对接触者（包括老、弱、病、幼和孕妇）及后代产生潜在的危害。安全性则是一种相对的、实用意义上的安全概念，是指在一定接触水平下，伴随的危险度很低，或其危险度水平在社会所能接受的范围之内的相对安全概念。在毒理学中，安全性评价是利用规定的毒理学程序和方法，评价化学物对机体产生有害效应（损伤、疾病或死亡），并外推在通常条件下接触化学物对人体和人群的健康是否安全。

通过动物实验和对人群的观察，阐明某种物质毒性及潜在危害，对该物质能否投放市场作出取舍的决定，或提出人类安全的接触条件，即对人类使用这种物质的安全性作出评价的研究过程称为毒理学安全性评价。由于安全性难以确切定义和定量，因此近年来危险度评价得到了迅速的发展。

在实际工作过程中，是在了解某种物质的毒性及危害性的基础上，全面权衡其利弊和实际应用的可能性，从确保该物质最大效益、对生态环境和人类健康最小危害的角度，对该物质能否生产和使用作出判断或寻求人类的安全接触条件的过程。

拓展阅读

新技术和新方法在现代毒理学中的应用

1. 基因组学　能够快速全面地检测出化合物和生物体相互作用后的全基因组表达的变化，再通过生物信息学的方法对化合物的毒性进行定性分析。它可以为传统毒理学检测筛选更多的生物学标志物，解释有毒物质的致毒机理，降低风险评价的不确定性。

2. 蛋白质组学　以组织细胞与体液中动态变化的蛋白质表达情况为基础，通过比较、鉴定与分析手段来识别外源化学物作用于生物系统产生毒效应靶蛋白及其可能的毒作用机制。在毒理学研究中的应用包含两个方面，一是机制性研究，即从蛋白质角度研究外源化学物对机体可能的毒作用机制；二是筛选与预测毒作用靶标，即筛选特定的蛋白质作为外源化学物危险性评价的生物标志物。

3. 代谢组学　主要运用色谱、质谱、核磁共振等分离分析技术及其组合，用于毒理学、营养学等多个领域，其中包括由于基因修饰引起的机体代谢效应研究、先天性代谢系统缺陷研究、代谢系统相关的疾病诊断与发病机制研究等。

? 思考题

1. 简述体内试验与体外试验之间的区别。
2. 从方法学来说，毒理学的研究方法可分为哪两大类？
3. 食品毒理学研究的最终目标是什么？
4. 简述我国近代食品毒理学发展特点。
5. 简述食品安全性毒理学评价试验的内容。

扫码"练一练"

（张宝勇）

项目二　食品毒理学基础知识

任务一　毒物、毒性和毒作用

扫码"学一学"

👉 **案例讨论**

　　案例：2008 年 9 月 11 日，甘肃等地报告多例婴幼儿泌尿系统结石病例，调查发现患儿多有食用过三鹿牌婴幼儿配方奶粉。经相关部门查实，三鹿集团股份有限公司生产的三鹿牌婴幼儿配方奶粉受到三聚氰胺污染，而三聚氰胺可导致人体泌尿系统产生结石。原国家质检总局随即对全国婴幼儿奶粉的三聚氰胺含量进行专项抽检，结果显示，在三鹿、伊利、蒙牛、雅士利、聪而壮等 22 个厂家 69 批次产品中检出三聚氰胺，其中三鹿奶粉含量最高。

　　问题：1. 请从"毒物"概念的角度分析，为什么含有三聚氰胺的奶粉品牌、批次这么多，却只有三鹿牌婴幼儿奶粉容易导致婴儿出现肾结石，而长期服用伊利、聪而壮奶粉的婴儿却没有一例发病。

　　　　　　2. 三聚氰胺作用的靶器官是什么部位？

一、毒物及其分类

（一）毒物的定义

　　毒物是指在一定条件下，较小剂量就能引起机体功能性或器质性损伤的外源化学物；或剂量虽微，但积累到一定量，就能干扰或破坏机体正常生理功能，引起暂时或持久性的病理变化，甚至危及生命的物质。

　　毒物与非毒物质无明显的分界线，即毒物是相对的。欧洲中世纪科学家 Paracelsus 曾说过："所有的物质都是毒物，没有一种不是毒物的"。实际上，在特定的条件下，几乎所有的外源化学物都有引起机体损害的能力。因此，同一化学物质，由于使用剂量、对象和方法的不同，则可能是毒物，也可能是非毒物。如食盐是人类不可缺少的物质，一般不看作是毒物，但如果一次摄入60 g左右，会导致机体电解质紊乱而发病，超过200 g即可因电解质严重紊乱而死亡。再如亚硝酸盐，对正常人是有毒物质，但对氰化物中毒者则是有效的解毒剂。通常认为，按人们日常接触方式，接触较小剂量时，可引起机体产生有害作用的化学物称为毒物。

（二）毒物的分类

毒物的种类按其作用、化学性质和分布范围等可分为如下几类。

1. 按毒物的毒理作用分类

（1）腐蚀毒　对所接触的机体局部有强烈腐蚀作用的毒物，如强酸、强碱、酚类。

（2）实质毒　吸收后引起实质脏器病理损害的毒物，如砷、汞、铅等重金属，无机磷和某些毒蕈。

（3）酶系毒　抑制特异酶系的毒物，如有机磷、氰化物等。

（4）血液毒　引起血液变化的毒物，如一氧化碳、亚硝酸盐以及某些蛇毒。

（5）神经毒　引起中枢神经系统功能障碍的毒物，如醇类、麻醉药剂催眠药。

2. 按毒物的化学性质分类

（1）挥发性毒物　采用蒸馏法或微量扩散法分离的毒物，如氰化物、醇类、有机磷。

（2）非挥发性毒物　采用有机溶剂提取法分离的毒物，分为酸性、碱性和两性毒物三类，如生物碱、吗啡等。

（3）金属毒物　采用破坏有机物的方法分离的毒物，如汞、钡、铬、锌等。

（4）阴离子毒物　采用透析法或离子交换法分离的毒物，如强酸、强碱等。

（5）其他毒物　包括必须根据其化学性质采用特殊方法分离的毒物，如箭毒碱、一氧化碳、硫化氢等。

3. 按毒物的用途和分布范围分类

（1）工业化学品　包括生产时使用的原料、辅助剂以及生产中产生的中间体、副产品、杂质、废弃物和成品等。

（2）食品中的有毒物质　包括天然的或食品变质后产生的毒素，以及各种食品添加剂，如糖精、食用色素和防腐剂等。

（3）环境污染物　如生产过程产生的废水、废气和废渣中的各种外源化学物。

（4）日用化学品　如化妆品、洗漱用品、家庭卫生防虫杀虫用品等。

（5）农用化学品　包括化肥、农药、除草剂、植物生长调节剂、瓜果蔬菜保鲜剂和动物饲料添加剂等。

（6）医用化妆品　包括用于诊断、预防和治疗的外源化学物，如血管造影剂、医用消毒剂、医用药物等。

（7）生物毒素　也统称为毒素，它是由活的生物体产生的一种特殊毒物。根据其来源可分为植物毒素、动物毒素、霉菌毒素和细菌毒素等。细菌毒素又可分为内毒素和外毒素。凡是通过叮咬（如蛇、蚊子）或蜇刺（如蜂类）传播的动物毒素为毒液。一种毒素在确定其化学结构和阐明其特性后，往往按它的化学结构重新命名。

（8）军事毒物 主要指用于军事上的一些外源化学物，如沙林毒气、芥子气、梭曼、塔崩、路易氏毒气等。

二、毒性及其分级

（一）毒性的定义

毒性是指外源化学物与机体接触或进入体内的易感部位后，能引起损害作用的相对能力，包括损害正在发育的胎儿（致畸胎）、改变遗传密码（致突变）或引起癌症（致癌）等。一种外源化学物对机体的损害作用越大，其毒性就越高。毒性反映毒物的剂量与机体反应直接的关系，因此，引起机体某种有害反应的剂量是衡量毒物毒性的指标。毒性高的化学物以极小剂量即可造成机体的一定损害，甚至死亡；毒性低的化学物则需较大剂量才能呈现毒性。在一定意义上，只要达到一定数量，任何物质对机体都具有毒性。因此，物质毒性的高低具有相对意义。

各种化学物的毒性大小主要由其结构决定，同一类化合物，由于结构（包括取代基）不同，其毒性也有很大的差异。此外剂量、接触条件（如接触途径、接触期限、速率和频率）等因素对外源化学物的毒性及性质都有影响。

（二）毒性的分级

毒物毒性的大小，通过生物体所产生的损害性质和程度而表现出来，可用动物实验或其他方法检测。衡量毒物的毒性需要一定的客观指标，如各种生理指标、生化正常值的变化、死亡等。随着科学技术的发展，毒性的观察指标也越深入，但死亡指标是最简单和最基本的毒性指标，它可作为化学物毒性的比较。能引起生物体发生中毒反应的剂量越小（或浓度越低），则此化学物的毒性越大；反之，引起中毒反应的剂量越大（或浓度越高），则此化学物的毒性越小。根据WHO急性毒性分级标准，毒物的毒性分级如表2-1所示。

表2-1 毒物的毒性分级

毒性	分级	成人致死量（mg/kg）	60 kg成人致死总量（g）
剧毒	V	<50	0.1
高毒	IV	50~500	3
中等毒	III	500~5000	30
低毒	II	5000~15000	250
微毒	I	>15000	>1000

三、毒作用及其分类

（一）毒作用的定义

毒作用指机体接触外源化学物后出现的生物学变化包括微小的生理生化改变，临床中毒甚至死亡。毒作用又称毒性作用或毒效应。毒作用的特点是动物机体接触毒物后，表现出各种生理生化功能的障碍，应激能力下降，维持机体的稳态能力下降以及对环境中的各种有害因素易感性增高等。

毒物的毒作用性质是毒物本身所固有的，但必须在一定的条件下，通过生物表现为损害的性质和程度。毒物的有害效应或毒效应是许多因素综合作用的结果，主要包括：①毒物本身的毒性；②生物体的功能状态（体重、年龄、性别、健康状态、习惯性和成瘾性、过敏性、体内蓄积）；③毒物的接触条件（剂量、方式和途径、防护措施的优劣等）；④环境因素，也包括环境中化学因素或物理因素的相互影响（协同作用与拮抗作用）。当生物体由于化学物的毒作用出现有害的生物效应而表现出疾病时，称为中毒，中毒是各种毒作用的综合表现。

（二）毒作用的分类

1. 变态反应　也称过敏性反应或者超敏反应。某些作为半抗原的化学物质与机体蛋白结合后，经过敏化过程而发生的反应。过敏反应损害表现多种多样，轻者仅有皮肤症状，重者休克，甚至死亡。

2. 特异体质反应　系由于遗传因素所致的对某些化学物质的反应异常。某个体对某化学物质的作用更为敏感或强烈。例如，有些患者在接受了一个标准剂量的琥珀酰胆碱后，发生持续的肌肉松弛和呼吸暂停，这是因为这些患者缺少一种迅速分解肌肉松弛剂的血清胆碱酯酶；还有些人对亚硝酸和高铁血红蛋白形成异常敏感，也是因为他们体内缺乏 NAD-PH 高铁血红蛋白还原酶。

3. 速发与迟发作用

（1）速发作用　指机体与化学物质接触后，在短时间内出现的毒效应。如一氧化碳、煤气引起的急性中毒。

（2）迟发作用　指机体与化学物质接触后，经过一定的时间间隔才表现出来的毒效应。如初次接触放射性物质后需要几个月甚至是几年才表现出异常症状。

4. 局部与全身作用

（1）局部作用　是发生在化学物质与机体直接接触部位处的损伤。如接触强酸或强碱造成的皮肤灼伤，吸入刺激性 SO_2 气体引起呼吸道损伤等。局部毒性的最初表现为直接接触部位的细胞死亡。

（2）全身作用　是化学物质经血液循环到达体内其他组织器官引起的毒效应，如氢氰酸引起机体的全身性缺氧。全身毒性的表现往往是一定的组织和器官损伤所引起的。

5. 可逆与不可逆作用

（1）可逆作用　是指停止接触化学物质后，造成的损伤可以逐渐恢复。一般情况下，机体接触毒物的浓度越低、时间越短、损伤越轻，则脱离接触后其毒性作用消失得越快。

（2）不可逆作用　是指停止接触化学物质后，造成的损伤不能恢复，甚至进一步发展加重。如中枢神经系统受到损伤后多数是不可逆的，因为已分化的中枢神经细胞不能再分裂。

6. 功能、形态损伤作用

（1）功能损伤作用　通常指靶器官或组织的可逆性异常改变。

（2）形态损伤作用　指的是肉眼和显微镜下所观察到的组织形态学异常改变，其中有许多改变通常是不可逆的，如坏死、肿瘤等。

四、损害作用与非损害作用

（一）损害作用

损害是外源化学物毒性的具体表现，具有下列特点：①形态学、生理学、生长发育过程受到影响，寿命可能缩短；②机体功能容量降低；③机体维持稳态的能力下降和机体对额外应激的代偿能力降低；④机体对其他某些环境不利影响的易感性增高。

（二）非损害作用

外源化学物对机体的非损害作用与损害作用相反，一般认为非损害作用不引起机体机能形态、生长发育和寿命的改变，不引起机体功能容量的降低；也不引起机体对额外应激状态代偿能力的损伤。非损害作用中，机体维持体内稳态的能力不应有所降低，机体对其他外界不利因素影响的易感性也不应增高。

损害作用与非损害作用都属于外源化合物在机体内引起的生物学作用，而在生物学作用中，量的变化往往引起质的变化，所以损害作用与非损害作用仅具有一定的相对意义。此外确定损害作用与非损害作用的观察指标也在不断地发展。

五、毒效应谱

机体接触外源化学物后，根据外源化学物的性质和剂量，可引起多种变化，产生的毒效应包括肝、肾、肺等实质器官损伤，内分泌系统紊乱，免疫抑制，神经行为改变，出现畸胎，形成肿瘤等多种形式。效应的范围则从微小的生理生化正常值的异常改变到明显的临床中毒现象，直至死亡。毒效应的这些性质与强度的变化构成了外源化学物的毒效应谱。具体表现为：①机体对外源化学物的负荷增加；②意义不明的生理和生化改变；③亚临床改变；④临床中毒；⑤死亡。机体负荷是指在体内化学物和其代谢物的量及分布。亚临床改变、临床中毒、死亡属于损害作用（毒效应）。

适应是指机体对一种通常能引起有害作用的化学物显示不易感性或易感性降低。抗性和耐受相关，但含义不同。抗性用于一个群体对于应激化学物反应的遗传机构改变，以至与未暴露的群体相比有更多的个体对该化学物不易感染。因此抗性产生必须有化学物的选择及繁殖遗传。耐受对个体是指获得对某种化学物毒作用的抗性，通常是早先暴露的结果。耐受也可用于在暴露前即有高频率的抗性基因的群体。

耐受是由于试验前对某化学物或结构类似化学物的暴露导致对该化学物毒作用反应性降低的状态。引起耐受的主要机制可能是由于到达毒作用靶部位的毒物量降低（处置性耐受），或某组织对该化学物的反应性降低。如四氯化碳预处理可使肝损伤的活性代谢物（$CCl_3 \cdot$）生成减少，而引起对其本身的耐受。

化学物对机体的毒效应受多种因素影响，这些因素可分为外来因素和内在因素。外来因素如化学物结构、剂量、接触的频数、接触途径、其他化合物的存在以及各种环境因素。内在因素如胃肠道状态、肠道微生物群、肝的代谢能力以及潜伏期（对致癌而言）。

六、靶器官

化学物进入机体后，对体内各器官的毒作用并不一样，往往有选择毒性，外源化学物可以直接发挥毒作用的器官就称为该物质的靶器官。如脑是甲基汞的靶器官，肾脏是镉的靶器官。毒作用的强弱主要取决于该物质在靶器官中的浓度。但靶器官不一定是该物质浓度最高的场所，例如，甲基汞由于具有亲脂性而易于透过血脑屏障进入脑组织，从而对神经系统产生毒性作用，它的靶器官是中枢神经系统，但甲基汞在脑组织中的浓度却远低于肝脏和肾脏。又如铅浓集在骨中，但其毒性则由于铅对造血系统、神经系统等其他组织的作用所致。同样 DDT 在脂肪中的浓度最高，但并不对脂肪组织产生毒作用。在全身毒作用中常见的靶器官有神经系统、造血系统、肝、肾、肺等。

值得注意的是，靶器官是毒物直接发挥毒作用的器官，而出现毒性效应的器官称为效应器官。效应器官可以是靶器官，也可以不是靶器官。例如，马钱子碱中毒可引起抽搐惊厥，其靶器官是中枢神经系统，效应器官是肌肉。

某个特定的器官成为毒物的靶器官可能有多种原因：①该器官的血液供应；②存在特殊的酶或生化途径；③器官的功能和在体内的解剖位置；④对特异性损伤的易感性；⑤对损伤的修复能力；⑥具有特殊的摄入系统；⑦代谢毒物的能力和活化/解毒系统平衡；⑧毒物与特殊的生物大分子结合等。

机体对外源化学物的处置是影响毒性效应的重要因素。这是因为，在靶器官内的外源化学物或其活性代谢物的浓度及持续时间，决定了机体的毒性效应的性质及其强度。影响吸收、分布、代谢和排泄的各种因素和外源化学物的物理化学性质均可影响在靶器官中外源化学物的量。对特定靶器官的毒性，直接取决于外源化学物与生物大分子如受体、酶、蛋白、核酸、膜脂质的作用，激活并启动了生物放大系统，靶器官和（或）效应器官在生物放大系统的支配下发生功能或形态变化，产生具体的局部毒性效应；受到机体整合、适应和代偿等因素的影响而产生整体毒效应。

七、生物学标志

（一）生物学标志定义

生物学标志又可称为生物学标记或生物标志物，是指针对通过生物学屏障进入组织或体液后，对该外源化学物或其生物学后果的测定指标。生物学标志可分为接触生物学标志、效应生物学标志和易感性生物学标志。从暴露到健康效应的模式图及与生物学标志的关系见图 2-1。

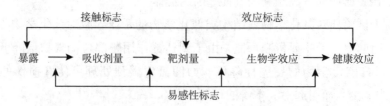

图 2-1　从暴露到健康效应的模式图及与生物学标志的关系

（二）生物学标志分类

1. 接触生物学标志　接触生物学标志指测定组织、体液或排泄物中吸收的外源化学物、其代谢物或与内源性物质的反应物，作为吸收剂量或靶剂量的指标，提供关于暴露与外源化学物的信息。接触生物学标志包括反应内剂量和生物效应剂量两类标志物（如化学物原型、代谢物、血红蛋白加合物、DNA加合物等），用以反映机体生物材料中外源化学物或其代谢物、外源化学物与某些靶细胞或靶分子相互作用产物的含量。这些接触生物学标志与外剂量或与毒作用效应相关，可评价接触水平或建立生物阈值。

2. 效应生物学标志 效应生物学标志是指机体中可测出的生化、生理、行为或其他改变的指标，包括反映早期生物效应、结构和（或）功能改变及疾病三类标志物，提示与靶剂量的外源化学物或其代谢物有关联的对健康有害效应的信息。

3. 易感性生物学标志 易感性生物学标志，是关于个体对外源化学物的生物易感性的指标，即反映机体先天具有或后天获得的对接触外源化学物产生反应能力的指标。如外源化学物在接触者体内代谢酶及靶分子的基因多态性，属遗传易感性标志物。环境因素作为应激源时，机体的神经、内分泌和免疫系统的反应及适应性，亦可反映机体的易感性。易感性生物学标志可用以筛检易感人群，保护高危人群。

通过动物体内试验和体外试验可研究生物学标志并推广到人体和人群研究，生物学标志可能成为评价外源化学物对人体健康状况影响的有力证据。接触生物学标志用于人群可定量确定个体的暴露水平；效应生物学标志可为人体暴露与环境引起的疾病提供联系，可用于确定剂量－反应关系和有助于在高剂量暴露下获得的动物实验资料外推人群低剂量暴露的危险度；研究易感性生物学标志可鉴定易感个体和易感人群，应在危险度评价和危险度管理中予以充分考虑。

任务二 剂量与剂量－反应关系

扫码"学一学"

一、剂量

剂量是决定外来化合物对机体损害作用的重要因素。剂量的概念较为广泛，可包含以下三种。

1. 接触剂量 又称外剂量，是指外源化学物与机体（如人、指示生物、生态系统）的接触剂量，可以是单次接触或某浓度下一定时间的持续接触。

2. 吸收剂量 又称内剂量，是指外源化学物穿过一种或多种生物屏障，吸收进入体内的剂量。

3. 可达剂量 又称靶剂量或生物有效剂量，是指吸收后到达靶器官（如组织、细胞）的外源化学物和（或）其代谢产物的剂量。

由于内剂量不易测定，所以一般剂量的概念指给予机体化学物质的数量、被吸入体内的数量、在体液或组织中的浓度。一般多指进入机体的数量。剂量通常采用每千克体重摄取的毫克数（mg/kg体重）来表示。

化学物对机体损害作用的性质和强度直接取决于其在靶器官中的剂量，但测定此剂量比较复杂。一般而言，接触或摄入的剂量越大，靶器官内的剂量也越大。因此，常以接触剂量来衡量，接触剂量以单位体重接触外源化学物的量（如mg/kg体重）或环境中浓度（mg/m³空气或mg/L水）来表示。任何有害物质的效应首先取决于剂量。大多数化学物在体内的生物学效应随剂量增加而转化。根据效应的转化可以把化学物分为两类（图2－2）。

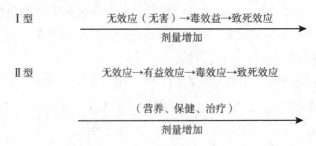

图 2-2 根据效应转化的化学物分类

Ⅱ型化学物比较复杂，有益效应包括：①营养功能；②保健功能；③治疗疾病功能。这里面对有些物质是有效的，包括营养素、药品（抗生素）、食品中的外源化学物（如茶中咖啡因和茶多酚）。在同一食品中可能同时含有Ⅰ型（如农药残留）和Ⅱ型的外源化学物（如咖啡因）。

化学物质经不同途径与机体接触的时候，往往并不能全部被吸收进入血液，而只能一部分被吸收，即存在吸收系数。染毒途径不同，其吸收系数和吸收率往往相差很大，所以在说明剂量的时候，必须同时注明染毒途径。如某种毒物给予的途径（给予/进入血液量）和吸收速率各不相同，出现中毒反应的时间和程度也不一样。

二、效应

效应即生物学效应，指机体在暴露一定剂量的化学物后引起的生物学改变。生物学效应一般具有强度性质，为量化效应，所得资料为剂量资料。例如，某些神经性毒物可抑制胆碱酯酶活性，酶活性的高低则是以酶活性单位来表示的。效应用于叙述在群体中发生改变的强度时，往往用测定值的均数来表示。

效应有时也被称为量反应，一般仅涉及个体，即一只动物或一个人。效应可用一定剂量单位来表示其强度；反应则以百分率或比值表示。

三、反应

指接触一定剂量的化学物后，表现出某种生物学效应并达到一定强度的个体在群体中所占的比例，生物学反应常以"阳性""阴性"并以"阴/阳性率"等表示，所得资料为计数资料。

反应有时则被称为质反应，涉及群体，如一组动物或一群人。如死亡或存活、患病或未患病。主要用于表示化学物质在群体中引起的某种毒性效应的发生比例。其观察结果只能以"有"或"无"、"异常"或"正常"等计数资料来表示。

四、剂量-反应及时间-反应关系

（一）剂量-反应关系

剂量-反应关系是指外源化学物的剂量与在个体或群体中引起某种效应之间的关系。剂量-反应关系包括剂量-量反应关系和剂量-质反应关系。外源化学物的剂量越大，所致的量反应强度应该越大，或出现的质反应发生率应该越高。

在毒理学研究中，剂量-反应关系的存在被视为受试物与机体损伤之间存在因果关系的证据。如果某种外源化学物与机体出现的某种损害作用存在因果关系，则一定存在明确的剂量－反应关系。当然，前提是排除试验干扰因素造成的假象。确立外源化学物对生物体有害作用的剂量－反应关系，必须具有以下三个前提：①肯定观察到毒性反应是接触此外源化学物所引起，即两者之间存在比较肯定的因果关系；②毒性反应的程度与接触或给予剂量有关；③具有定量测定外源化学物质剂量和准确表示毒性大小的方法和手段。外源化学物的剂量－反应关系，可以用不同的毒性终点来确定。

（二）剂量－量反应关系

剂量－量反应关系表示外源化学物的剂量与个体中发生的量反应强度之间的关系。如在空气中 CO 浓度增加导致红细胞中碳氧血红蛋白含量随之升高，血液中铅浓度增加引起氨基乙酰丙酸脱氢酶的活性相应下降，都是表示剂量－量反应关系的实例。

（三）剂量－质反应关系

剂量－质反应关系表示外源化学物的剂量与某一群体中质反应发生率之间的关系。如在急性吸入毒性试验中，随着苯浓度的增高，各试验小组的小鼠死亡率也相应增高，表明存在剂量－质反应关系。

（四）剂量－反应曲线

剂量－反应关系可以用曲线表示，即以表示反应强度的剂量单位、表示反应的百分率或比值为纵坐标（因变量），以外源化学物接触或给予的剂量为横坐标（自标量），绘制散点图，可得出一条曲线。不同外来化合物在不同条件下所引起的反应类型不同，主要是反应与剂量的相关关系不一致，可呈现上升或下降的不同类型的曲线，可呈抛物线形、直线形或 S 形曲线等多种形状。一般情况下，剂量－反应曲线有下列基本类型（图 2－3）。

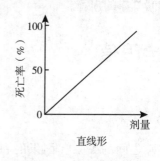 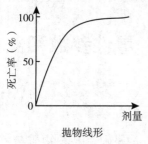 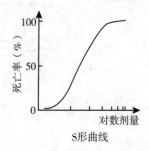

直线形　　　　　　抛物线形　　　　　　S形曲线

图 2－3　剂量－反应曲线

1. 直线形　反应强度与剂量成直线关系，即随着剂量的增加，反应的强度也随着增强，并成正比关系。但在生物体内，此种直线形关系较少出现，仅在某些体外试验中，在一定的剂量范围内存在。如采用修复缺陷的细胞或细菌试验系统进行致突变试验时，常常在较低剂量下即曲线的起始部分可观察到线性的剂量反应关系，在这种情况下，剂量与反应率完全成正比。

2. 抛物线形　剂量与反应强度成非线性关系，即随着剂量的增加，反应的强度也增高，且最初增高急速，随后变得缓慢，以致曲线先陡峭后平缓，而呈抛物线形。如将此剂量换成对数值则成一直线。将剂量与反应关系曲线转换成直线，可便于在低剂量与高剂量或低反应强度与高反应强度之间进行互相推算。可见于剂量－量反应关系中。

3. S 形　此曲线较为常见。它的特点是在低剂量范围内，随着剂量增加，反应强度增高较为缓慢，剂量增高时，反应强度也随之急速增加，但当剂量继续增加时，反应强度又趋于缓慢，呈"S"形状。S形状曲线可分为对称和非对称两种，其中后者在毒理学试验中较为常见。

无论是对称还是非对称S形曲线，曲线的中间部分，即反应率50%左右，斜率最大，剂量略有变动，反应即有较大增减。因此，常用引起50%反应率的剂量来表示外源化学物的毒性大小。根据所用指标不同可分别称为半数有效剂量ED_{50}、半数中毒剂量TD_{50}和半数致死量LD_{50}。

4."全和无" 在毒性试验中有时可见到"全和无"的剂量－反应关系现象。这种现象仅在一个狭窄的剂量范围略有变动，反应即有较大增减，剂量和反应率的关系相对恒定。

（五）时间－反应关系

毒物对机体的毒性作用不仅仅是剂量－反应关系，还与毒物引起机体出现某种反应的时间有关，即时间－反应关系。一般情况下，机体接触毒物后迅速产生毒性作用，表明其吸收和分布快，作用直接；反之，则说明吸收或分布缓慢，或在产生毒性作用前需经代谢活化。中毒后恢复迅速，则表明毒物能很快被代谢解毒或排出体外；反之，说明解毒或排泄的速率很低，或者是已在体内产生生理或生化方面的损害作用并难以恢复。

时间－剂量－反应关系：剂量－反应关系是从量的角度阐明毒物作用的规律性，而时间－剂量－反应关系是用时间生物学或时间毒理学的方法阐明毒物对机体的影响。在毒理学试验中，时间－反应关系和时间－剂量关系对于确定毒物的毒作用特点具有重要意义。

在进行毒物的安全性或风险评估时，时间－剂量－反应关系是应当考虑的一个重要因素。这是因为持续暴露时，引起某种损害所需要的剂量远远小于间断暴露的剂量；另外，在剂量相同的条件下，持续暴露所引起的损害又远远大于间断暴露的损害。

任务三　毒性参数和安全限值

扫码"学一学"

一、毒性参数

食品毒理学的重要任务之一，是要确定某种物质与效应之间的关系（因果的和数量的）。就某个外源化学物而言，产生某种（可观察到的）特定效应的剂量又决定于受作用的特定对象（人或实验动物）。效应有阈值，超过阈值就可能观察到有益或有害的效应。许多化学物的阈值超过1万个分子/细胞。效应还随群体、个体的不同而异（如年龄、性别、种族），还受其他因素影响，这里仅研究外源化学物的毒效应。

不同化学物的毒性大小均不一样，有些化学物（如大部分饲料添加剂）只有在摄食极大剂量时才能引起动物中毒；而有些化学物质（如氰化物、肉毒杆菌毒素等）极少剂量就能使动物中毒死亡。可以利用两种方法来描述或比较外源化学物的毒性，一种是比较相同剂量外源化学物引起的毒作用强度，另一种是比较引起相同的毒作用的外源化学物剂量。后一种方法更易于定量，这就规定了下列毒性参数和安全限值的各种概念。

在实验动物体内试验得到的毒性参数可分为两类。一类为毒性上限参数，是在急性毒性试验中以死亡为终点的各项毒性参数。另一类为毒性下限参数，即有害作用阈剂量及最大未观察到有害作用剂量，可以从急性、亚急性、亚慢性毒性试验中得到。毒性参数的测定是毒理学试验剂量－效应关系或剂量－反应关系研究的重要内容。

（一）致死剂量或浓度

致死剂量或浓度是指在急性毒性试验中外源化学物引起受试实验动物死亡的剂量或浓度，通常按照引起动物不同死亡率所需的剂量来表示。

1. 绝对致死剂量（LD_{100}）或浓度（LC_{100}）　指引起一组受试实验动物全部死亡的最低剂量或浓度。由于一个群体中，不同个体之间对外源化学物的耐受性存在差异，个别个体耐受性过高，并因此造成 100% 死亡的剂量显著增加。所以表示一种外源化学物的毒性高低或对不同外源化学物的毒性进行比较时，一般不用绝对致死量（LD_{100}），而采用半数致死量（LD_{50}）。LD_{50} 较少受个体耐受程度差异的影响，相对较为准确。

2. 半数致死剂量（LD_{50}）或浓度（LC_{50}）　又称致死中量，指引起一组受试实验动物半数死亡的剂量或浓度。它是一个经过统计处理计算得到的数值，常用以表示急性毒性的大小，是对不同化学物进行急性毒性分级的基础标准。LD_{50} 数值越小，表示引起动物半数死亡的剂量越小，外源化学物的毒性越强，反之 LD_{50} 数值越大，则毒性越低。半数致死浓度（LC_{50}），即能使一组实验动物在经呼吸道暴露外源化学物一定时间（一般固定为 2 或 4 小时）后，死亡 50% 所需的浓度（mg/m^3）。

LD_{50} 是一个生物学参数，受多种因素的影响。对于同一种化学物质，不同种属的动物敏感性不同。此外，实验室环境、喂饲条件、染毒时间、受试物浓度、溶剂性质、实验者操作技术等因素均可对 LD_{50} 产生影响。鉴于此，化学物质的 LD_{50} 存在较大的波动性。因此在计算 LD_{50} 时，还要求出 95% 可信限，以 $LD_{50} \pm 1.96\sigma$ 来表示误差范围。

3. 最小致死剂量（MLD、LD_{01}、LD_{min}）或浓度（MLC、LC_{01}、LC_{min}）　指一组受试实验动物中，仅引起个别动物死亡的最小剂量或浓度。

4. 最大非致死剂量（MTD、LD_0）或浓度（LC_0）　指一组受试实验动物中，不引起动物死亡的最大剂量或浓度。

（二）阈值

为一种物质使机体（人或实验动物）开始发生效应的剂量或浓度，即低于阈值时效应不发生，而达到阈值时效应将发生。对某种效应，对易感性不同的个体可有不同的阈值。同一个体对某种效应的阈值也可随时间而改变。阈值应该在试验确定的未观察到的有害作用水平（NOAEL）和观察到的有害作用的最低水平（LOAEL）之间。当所关心的效应被认为是有害效应时，就称为 NOAEL 或 LOAEL。有害效应阈值并不是试验中所能确定的，在进行危险性评定时通常用 NOAEL 或 NOAEL 作为阈值的近似值，因此也必须说明是急性、亚急性、亚慢性和慢性毒性的阈值。

目前，一般认为，外源化学物的一般毒性（器官毒性）和致畸形作用的剂量－反应关系是有阈值的（非零阈值），而遗传毒性致癌物和性细胞致突变物的剂量－反应关系是否存在阈值尚没有定论，通常认为是无阈值（零阈值）。在致癌试验中，一般发现为 S 形剂量－反应曲线，并可观测到表现的 LOAEL 和 NOAEL。

（三）最大无作用剂量

最大无作用剂量（ED_0）是指化学物质在一定时间内，按照一定方式与机体接触，用现代检测方法和最灵敏的观察指标不能发现任何损害作用的最高剂量。与阈剂量一样，最大无作用剂量也不能通过试验获得。

二、安全限值

安全限值即卫生标准，是对包括食品在内的各种环境介质中的化学、物理和生物有害因素规定的限量要求。它是国家颁布卫生法规的重要组成部分。

对于毒效应有阈值的化学物来说，其安全限值是指为保护人群健康，对生活和生产环境和各种介质（空气、水、食物、土壤等）中与人群身体健康有关的各种因素的浓度和暴露时间的限制性量值，在低于此种浓度和暴露时间内，根据现有知识，不会观察到任何直接和（或）间接的有害作用。也就是说，在低于此种浓度和暴露时间内，对个体或群体健康的危险是可忽略的。制定安全限值的前提是必须从动物实验或人群调查得到 LOAEL/NO-AEL。安全限值可以是每日容许摄入量（ADI）、可耐受摄入量（TI）、参考剂量（RfD）、参考浓度（RfC）和最高容许浓度（MAC）等。

（一）每日容许摄入量

每日容许摄入量（ADI）指允许正常成人每日由外环境摄入体内的特定化学物质总量。在此剂量下，终生每日摄入该化学物质不会对人体健康造成任何可测量出的危害，单位用 mg/kg 体重表示。

（二）最高容许浓度

在劳动环境中，最高容许浓度（MAC）是指车间内工人工作地点的空气中某种化学物质不可超越的浓度。在此浓度下，工人长期从事生产劳动，不致引起任何急性或慢性的职业危害。在生产环境中，MAC 是指对大气、水体、土壤等介质中有毒物质浓度的限量标准，接触人群中最敏感的个体即刻暴露或终身接触该水平的化学物质，它在生活或生产环境中的 MAC 也不相同。

（三）阈限值

阈限值（TLV）为美国政府工业卫生学家委员会（ACGIH）推荐的生产车间空气中有害物质的职业接触限值。为绝大多数工人每天反复接触不致引起损害作用的浓度。由于个体敏感性的差异，在此浓度下不排除少数工人出现不适，既往疾病恶化，甚至发生职业病。

（四）参考剂量

参考剂量（RfD）由美国环境保护局（EPA）首先提出，用于非致癌物质的危险度评价。RfD 为环境介质（空气、水、土壤、食品等）中化学物质的日平均接触剂量的估计值，人群（包括敏感压群）在终身接触该剂量水平化学物质的条件下，预期一生中发生非致癌或非致突变有害效应的危险度可低至不能检出的程度。

在制定安全限值时，毒理学资料是重要的参考依据，其中最重要的毒性参数是 LOAEL 和 NOAEL。化学物质的安全限值一般是将 LOAEL 或 NOAEL 缩小一定的倍数来确定。这个缩小的倍数称为安全系数或不确定系数。在选择安全系数或不确定系数时要考虑多种因素，如化学物质的急性毒性等级、在机体内的蓄积能力、挥发性、测定 LOAEL 或 NOEAL 采用的观察指标、慢性中毒的后果、种属与个体差异大小、中毒机制与代谢过程是否明了等。

需要说明的是，经验在安全系数或不确定系数的选择上会起到很大的作用，故最后确定的数值大小常带有一定的主观色彩。

对毒效应无可确定阈值的化学物，根据定义，对无阈值的外源化学物在零以上的任何剂量，都存在某种程度的危险性。这样，对于致癌物和致突变物就不能利用安全限值的概念，只能引入实际安全剂量（VSD）的概念。化学致癌物的 VSD 是指低于此剂量能以 99% 可信限的水平使超额癌症发生率低于 10^{-6}，即 100 万人中癌症超额发生低于 1 人。致癌物的 VSD 可以用多种数学模型或用不确定系数来估算。

制定安全限值或 VSD 是毒理学的一项重大任务，对某一种外源化学物来说，上述各种毒性参数和安全限值的剂量大小顺序见图 2 - 4。

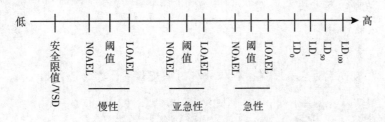

图 2 - 4　各种毒性参数和安全限值的剂量轴

拓展阅读

食品中农药残留的相关术语

最大残留限量（MRL）是指在食品或农产品内部或表面法定允许的农药最大浓度，以每千克食品或农产品中农药的毫克数表示（mg/kg）。

国家估算每日摄入量（NEDI）是对长期农药残留摄入的估计。它是基于每人每日平均食物消费量和规范残留试验中值计算的，包括食品加工过程中残留变化，其他来源的膳食摄入和有毒理学意义的转化产物，以毫克（mg）为单位。

国家估算短期摄入量（NESTI）是对短期农药残留摄入的评估。它是基于每人每日（餐）某种食物摄入量和规范残留试验的最高残留值计算的，主要考虑食品可食部分的残留，包括其他来源的膳食摄入和有毒理学意义的转化产物，以每千克体重的毫克数（mg/kg）为单位。

思考题

1. 判断急性毒性的指标有哪些？
2. 什么是靶器官？
3. 什么是剂量 - 反应曲线？有哪些类型？
4. 为什么用 LD_{50} 作为评价化学物质毒性最常用的指标？

扫码"练一练"

（李雪璨）

项目三　毒物的体内过程

任务一　毒物的生物转运过程

扫码"学一学"

案例讨论

案例： 2017 年 6 月 23 日中午，天气晴朗高温。农民张某，43 岁，因自家农田水稻发生稻飞虱虫害，于是到农田打农药。张某用 40% 乐果乳剂按 0.5 kg 加水 800～1000 kg 比例稀释后喷施。由于没有采取任何安全保护措施，喷施农药 1 小时后张某出现有头晕、头痛、乏力、恶心、呕吐、流涎、多汗、视物模糊等症状。考虑到可能是农药中毒，迅速到医院治疗。

问题： 1. 农药吸收的途径哪些？哪些因素可影响其吸收？

2. 乐果作为外源化学物进入机体后产生生物毒性的主要机制是什么？

一、生物膜与生物转运

外源化学物进入机体时，需要通过机体内的许多屏障，如较厚的皮肤组织、相对较薄的肺泡组织和极薄的细胞膜等。所有这些组织结构中，膜的结构基本相似，可统一用生物膜的概念来描述。

（一）生物膜的结构和功能

生物膜是包围着每个细胞的细胞膜和细胞器膜的总称，是镶嵌有蛋白质的流动脂双层。

生物膜主要由脂质、蛋白质和少量的糖链组成，其骨架是磷脂双分子层。每一个磷质分子具有一个极性的亲水"头部"和两个非极性的疏水性"尾部"。所有脂质分子的亲水"头部"都朝向膜两侧表面，疏水性"尾部"都朝向膜的中心，形成生物膜的脂质双分子层。蛋白质分子以不同的方式镶嵌在生物膜中，如整合蛋白、表面蛋白等。生物膜的各种功能，主要取决于膜内所含的蛋白质。一般来说，膜中所含蛋白质越多，其功能越复杂和多样化；细胞和周围环境之间的物质、能量和信息的交换，大多与细胞膜上的蛋白质有关。细胞膜的表面还有许多糖类分子，形成糖脂和糖蛋白。糖链相当于细胞的许多"天线"，使细胞接受外界的多种信息，具有细胞识别的功能。生物膜的结构如图3-1。

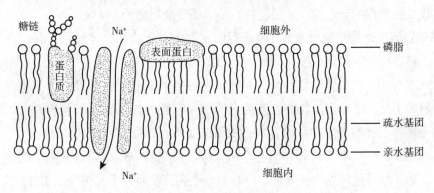

图3-1 生物膜结构示意图

生物膜主要有四个功能：①隔离功能。生物膜包绕和分隔内环境，为细胞的生命活动提供相对稳定的内环境。②屏障功能。生物膜是内外环境物质交换的屏障，使膜两侧的水溶性物质不能自由通过。③选择性物质运输功能。④多种生物功能，如吸收、滤过等。

（二）生物转运

1. 被动转运 是一种顺浓度梯度的跨膜运输过程，此过程的特点是运输过程中不消耗能量。类型包括简单扩散、膜孔滤过、易化扩散三种形式。

（1）简单扩散 是指外源化学物从生物膜高浓度一侧向低浓度一侧自发扩散的过程，这是大多数化学毒物的主要转运方式。外源化学物进行简单扩散的条件是：①膜两侧存在浓度差即浓度梯度；②外源化学物必须具有一定的脂溶性，可溶解于膜双层磷脂层中，并通过生物膜；③外源化学物必须是非离子状态即非解离型。此外，膜的厚度、面积对物质的扩散也具有一定的影响。

脂/水分配系数是表示化学物脂溶性的一个参数，是指化学物在含有脂和水的体系中，当分配达到平衡时在脂相和水相中的浓度比值。一般情况下，脂/水分配系数大的化学物和非解离的化学物容易以简单扩散的方式通过生物膜。

（2）膜孔滤过 是指分子量较小的外源化学物通过生物膜上不断形成膜孔的过程。通常情况下，生物膜在膜脂的运动下可形成许多微孔（一般直径约为4 nm），可允许相对分子量≤100，不带电荷的极性分子如水、尿素、乙醇、乳酸等水溶性小分子及氧气、二氧化碳等气体分子迅速自由地穿过，其相对扩散速率与该物质在膜两侧的浓度差成正比，相对分子量较大的物质通常不易通过。

（3）易化扩散 又称为促进扩散，是指不溶于脂的外源化学物利用载体由高浓度向低浓度转运的过程。易化扩散与简单扩散有相同之处，两者都是由高浓度向低浓度的顺浓度梯度的转运，且不耗能；不同之处是易化扩散需要借助载体才能完成。一些水溶性的大分子如核酸、氨基酸、葡萄糖及 Na^+、Ca^{2+} 等可通过易化扩散方式进行跨膜转运。

2. 主动转运　是逆浓度梯度进行的物质转运，即能将外源化学物由低浓度一侧向高浓度一侧转运，这种转运需要消耗能力，并需要载体的参与。细胞膜上存在有进行主动转运的特殊结构，在物质转运过程中起到"泵"的作用，其本质是一种具有 ATP 酶活性的特殊镶嵌蛋白质。

机体新陈代谢所需要的一些营养物质，如氨基酸、糖类、无机盐离子等由肠道的主动转运吸收进入血液循环。一些外源化学物，其化学结构与内源性化学物非常相似，可假借后者的运载系统进行主动转运，如铅、铊、钴、锰等金属离子。

3. 膜动转运　是指细胞与外界环境进行的一些大分子物质交换过程，其特点是在转运过程中生物膜结构发生变化，包括入胞作用和出胞作用。

（1）入胞作用　又称为内吞作用，是指细胞膜与外界物质接触处，细胞膜内陷，将该物质包围形成小泡，然后小泡与细胞膜脱离而进入细胞内的过程。如果被摄入的是固态物质（如细胞碎片、细胞等）则称为吞噬；如果被摄入的是液态物质则称为胞饮。

（2）出胞作用　又称为排外作用，是指拟排出的物质先形成膜性分泌小泡，小泡逐步与细胞膜接触，然后接触处两膜融合，中心出现小孔，物质经小孔排到细胞外。

二、毒物的吸收、分布和排泄

外源化学物（毒物）从接触部位进入机体，到从机体内消除的全过程称为体内过程，可分为吸收、分布、代谢和排泄四个环节。

（一）吸收

外源化学物（毒物）从接触部位通过生物膜屏障进入血液循环的过程称为吸收。吸收的主要部位是消化道、呼吸道和皮肤。药物治疗中还有注射方式给药，如皮下注射、肌内注射和静脉注射等，在毒理学试验中还有腹腔注射等染毒方式。

1. 经消化道吸收　消化道是外源化学物吸收的主要部位，从口腔到直肠的各个部位都可吸收，但主要在小肠。因小肠是消化道中最长的部分，可达 5~6 m，小肠黏膜的皱襞上有很多绒毛、微绒毛，使小肠黏膜的总吸收面积达 200~300 m²，这也是外源化学物主要在消化道吸收的原因。

2. 经呼吸道吸收　空气中的外源化学物主要以呼吸道吸收侵入机体，从鼻腔到肺泡的各部分结构不同，对外源化学物的吸收也不同，其中以肺泡吸收为主，且吸收速度快，仅次于静脉注射。鼻腔黏膜虽然表面积小，但具有高度通透性，可吸收部分毒物。

3. 经皮肤吸收　皮肤是外源化学物的天然屏障，吸收比较困难。但像四氯化碳和一些高脂溶性的杀虫剂则可以通过皮肤吸收，引起全身中毒。另外，一些多环芳烃和重金属也可以经皮肤吸收进入血液循环。

（二）分布

分布是指外源化学物吸收进入血液或淋巴液后，随着体循环分散到全身各组织器官的过程。大部分外源化学物在组织器官中的分布是不均匀的，其分布情况受组织局部的血流量、游离型化学物的浓度梯度、转运速度、亲和力等因素的影响。

扫码"看一看"

1. 初始分布与再分布 外源化学物被吸收后，首先向机体内血流量大的器官分布，心、肝、肺、肾和脑组织由于血管丰富、血流灌注速率大，从而分布速度快，外源化学物含量多；而血供贫乏、血流灌注速率低的脂肪、肌肉、皮肤等组织分布速度慢，外源化学物含量低；初始分布后，随着时间延长，分布受到外源化学物经膜扩散速率、组织器官对外源化学物的亲和力的影响，引起外源化学物的再分布。经过再分布，外源化学物主要分布在代谢器官、靶器官、排泄器官及贮存库。如铅一次经口染毒，2 小时后剂量的 50% 在肝内；1 个月后体内残留剂量的 90% 与骨结合。一次静脉注射二噁英（TCDD），5 分钟后剂量的 15% 在肺内，仅 1% 在脂肪组织中；24 小时后仅有剂量的 0.3% 在肺内，约 20% 在脂肪组织中。

2. 毒物在体内的贮存库 进入血液的外源化学物在机体内的某些组织器官中蓄积而浓度较高，如外源化学物对蓄积器官造成毒性损伤，称这些器官为靶器官；如外源化学物在某种组织器官中蓄积但未显示明显的毒性作用，则这些组织器官称为贮存库。

（1）与血浆蛋白结合作为贮存库 血浆中的各种蛋白质都具有结合其他化学物质的能力，其中白蛋白的结合能力最强。不同化学毒物与血浆白蛋白结合的量不同，其结合能力与外源化学物的理化性质有关，如安替比林不与白蛋白结合，丙烯巴比妥与白蛋白的结合率为 50%，保泰松与白蛋白的结合率为 98%，几乎全部与白蛋白结合。外源化学物与蛋白结合情况见图 3-2。

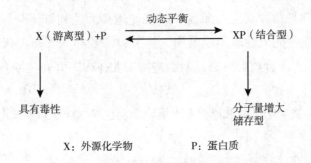

图 3-2 外源化学物与蛋白结合情况示意图

（2）肝脏和肾脏作为贮存库 肝肾具有与许多化学毒物结合的能力，因其组织的细胞中含有一些特殊的结合蛋白。肝脏中存在有配体蛋白类物质，如谷光甘肽 - S - 转移酶、Y - 蛋白（与有机化学物亲和力高）、金属硫蛋白等，他们能与许多有机酸、金属离子及一些有机阴离子、偶氮染料致癌物和皮质类固醇结合。肾脏中含有较高浓度的金属硫蛋白，能与镉、铅、砷、汞等金属离子结合。镉与金属硫蛋白结合，在肝、肾中的含量较高，体内的生物半衰期可达十几年以上。所以肝肾既是毒物转化和排泄的重要器官，也是外源毒物的贮存场所。

（3）脂肪组织作为贮存库 普通人的脂肪约占体重的 20%，肥胖者可高达 50%。脂溶性高的外源化学物进入体内不易被机体代谢，而容易储存在脂肪组织中，如多氯联苯类（PCBs）、有机氯农药（如 DDT、六六六、林丹等）和二噁英（TCDD）等。由于化学毒物在脂肪中贮存可降低其在靶器官中的浓度，所以肥胖者对脂溶性毒物的储存能力强，对其毒性耐受性高。但当脂肪被迅速动员时，可使血中的浓度突然增高而引起中毒。

（4）骨骼作为贮存库 骨骼中的某些成分对有些化学毒物具有特殊亲和力。氟离子可代替羟基磷灰石晶格中的 OH⁻，使骨组织中氟含量增加，造成骨的明显损害（氟骨症）。铅、锶与钙的代谢近似，在骨骼中可相互置换，代替骨质中钙贮存在骨中。放射性的锶可致骨肉瘤及其他肿瘤。人体内 90% 以上的铅蓄积于骨，而对骨无毒性。故而说明骨是氟、锶的靶器官，是铅的贮存库。

（5）其他贮存库　具有特殊重要性的器官如大脑、内分泌器官（如甲状腺）和生殖器官，在反复接触外源化学物后，有时也会发生化学物原形或代谢产物在这些器官蓄积现象。

3. 体内的屏障作用　屏障作用是阻止或减缓外源化学物由血液进入某些组织器官的生理保护机制。机体内较为重要的生物屏障主要有以下几种。

（1）血脑屏障　是指血液与脑细胞、血液与脑脊液、脑脊液与脑细胞之间三种屏障的总称，它有利于维持中枢神经系统内环境的稳定。外源化学物经血脑屏障的转动方式主要是简单扩散，故外源化学物的脂溶性和解离性是影响其转运的主要因素。脂溶性物质可直接通过血脑屏障；有些分子可通过载体转运通过血脑屏障，如甲基汞可与半胱氨酸结合成复合物，借助中性氨基酸的转运系统透过血脑屏障进入脑组织，造成中枢神经系统的损害。新生儿由于血脑屏障还没有发育完全，脑组织更容易受到外源化学物的影响。

（2）胎盘屏障　是指胎盘将母体与胎儿血液隔开的屏障，是保护胎儿免受外源化学物损害的重要结构。胎盘屏障的细胞层数随动物物种不同和不同妊娠阶段而各异。虽有"胎盘屏障"，但至今还没有肯定胎盘在防止毒物从母体进入胚胎有特殊作用。大多数脂溶性化学毒物经被动扩散方式通过胎盘，脂溶性越高，达到母体 – 胚胎平衡越迅速。许多药物可导致胎儿发生先天性畸形或疾病，如引起海豹样畸形、先天性水俣病（胎儿慢性甲基汞中毒症）。多环芳烃类可通过胎盘进入胎儿体内，并在远期危害胎儿，如出生后致癌等。

（3）其他屏障　血 – 眼屏障和血 – 睾丸屏障分别在眼毒理学和生殖毒理学中有重要意义。

（三）排泄

排泄是指外源化学物及其代谢产物向体外转运并最终排出体外的过程，是生物转运的最后环节。外源化学物的排泄途径主要有经肾排泄和经肝、胆汁排泄。此外，肺、皮肤、乳汁、唾液和眼液等也可进行少量排泄。

1. 经肾排泄　每个肾含有一百多万个肾单位，每一个肾单位由一个肾小球和一条细长的肾小管组成。肾小管的一端呈杯状即肾小囊，肾小囊包裹着肾小球构成肾小体；另一端与集合管相连。肾小体主要位于肾皮质，而肾小管位于肾髓质。肾脏是水溶性化学物或水溶性代谢产物的主要排泄器官，排泄效率极高，其排泄机制包括肾小球滤过、肾小管分泌和肾小管的重吸收三个方面。

（1）肾小球滤过　肾小球的毛细血管膜孔较大（7 ~ 8 nm），除与血浆蛋白结合的物质不能滤过外，其他游离型外源化学物及其代谢产物都可以通过肾小球滤过而排泄。

（2）肾小管分泌　肾小管具有主动转运功能，包括有机阴离子和有机阳离子两套转运系统，可逆浓度梯度分别将这两类外源化学物从近曲小管的毛细血管中转运到肾小管腔内，称为肾小管分泌。某些毒物可通过肾小管的分泌而排泄，如有机阴离子有青霉素、水杨酸等；有机阳离子有四乙胺、N – 甲基烟酰胺等。

（3）肾小管的重吸收　经肾小球滤过的滤液中含有许多机体必需物质，肾小管可重新吸收这些物质并将其送回到血液中。如葡萄糖几乎全部被重吸收，Na$^+$等大部分被重吸收，更重要的是水的重吸收。在正常情况下，成人每天经肾小球滤出的原尿约180 L，相当于全身体液总量的4倍，但每天排出的终尿仅1~2 L，仅为滤液总量的1%，其余99%的滤液被肾小管和集合管重吸收送回血液。经过水分的重吸收，原尿中的外源化学物浓度明显增加，可高达血液中浓度的100倍，从而对肾实质细胞产生损害作用。同时，外源化学物浓度的增加，脂溶性的外源化学物也会以简单扩散的方式被重吸收，从而影响毒物排泄。正常尿液的pH为4.0~7.0，低于血浆而偏酸性，有机酸的非解离型比例增加，有利于重吸收；有机碱的非解离型比例降低，则有利于重吸收。

2. 经肝-胆排泄 肝脏既是外源化学物代谢的主要器官，也是外源化学物排泄的器官之一。进入肝脏实质细胞的外源化学物及其代谢后的结合物，会以主动转运的方式排到胆囊中，再随胆汁排入十二指肠。胆汁排泄是多种结合物（如谷胱甘肽结合物和硫酸结合物）的主要排泄途径，可看作是经尿排泄的补充途径。经肝-胆排泄到肠腔内的葡萄糖醛酸等结合物由于水溶性高，不易被肠道重吸收，会随粪便排出体外。在下段肠道中，经膜和肠内菌丛的水解酶如葡糖苷酶的作用下，结合物会被分解，外源化学物再次游离，可被肠道吸收，经门静脉重新进入肝脏，这种现象被称为肠肝循环。肠肝循环具有重要的生理学意义，可使一些机体需要的化学物质被重新吸收利用，如每天排出的胆汁酸约95%被小肠壁重吸收，并被再次利用。在毒理学方面，由于某些外源化学物被再次吸收，使其在体内的停留时间延长，毒性也相应增强。

3. 其他排泄途径

（1）经肺排泄 经呼吸道吸入的、在体内不能被代谢的气态化学物和经其他途径吸收或在体内形成的挥发性代谢产物（如四氯化碳、丙酮等），都会经肺随呼气排泄。肺排泄的机制是简单扩散，肺泡壁两侧的气体分压差大，经肺排泄的速度快。

（2）乳汁排泄 外源化学物主要以简单扩散的方式进入乳汁。由于乳汁富含脂肪并微偏酸性（pH为6.5~7.0），所以脂溶性物质和弱碱性化学物容易在乳汁中浓集。现已知数十种外源化学物可随乳汁排泄，如毒性极大的二噁英（TCDD）类物质也随乳汁排泄。乳汁排泄的特殊意义是，婴儿通过母乳、牛奶可接触到这类化学物，成人通过乳和乳制品也会接触到污染在乳汁中的外源化学物。

（3）其他排泄 如通过汗液、唾液和头发等排泄。

任务二　毒物的生物转化过程

一、生物转化和毒物代谢酶

吸收进入体内的外源化学物，在排泄前大多数物质要在机体内酶的催化作用下，产生不同程度的化学结构的变化，增加其水溶性，以利于最终排出体外。

（一）生物转化

外源化学物在机体内经酶催化发生化学结构变化，形成分解产物或衍生物的过程称为生物转化，狭义上也称为外源化学物代谢，其主要器官是肝脏，因肝细胞的内质网中含有

扫码"学一学"

多种非特异性酶体系。此外，肺、肾、小肠、皮肤等组织也具有一定的代谢功能，统称为肝外生物转化或肝外代谢。

通过生物转化，大多数情况下可使化学毒物的水溶性增强，从而易于经肾脏随尿液或经胆汁随粪便排出体外；少数情况下，也能使外源化学物的水溶性降低，但其代谢产物的毒性通常是降低的；有些外源化学物经过代谢，其产物的毒性可能反而增强，如有机磷杀虫剂对硫磷的中间代谢产物对氧磷，其毒性反而增强；有些外源化学物经过代谢，其产物甚至具有致癌、致突变和致畸胎作用。生物转化的主要器官组织细胞见表3-1。

表3-1 生物转化的主要器官组织细胞一览表

器官	组织细胞	转化能力
肝脏	实质细胞（肝细胞）	强
肺脏	Clara 细胞、Ⅱ型上皮细胞	
肾脏	近曲小管	
小肠	黏膜内皮细胞	中等
皮肤	上皮细胞	
睾丸	输精管与支持细胞	弱

（二）毒物代谢酶

外源化学物在机体内进行生物转化的主要器官是肝脏，在肝细胞的内质网中，含有催化外源化学物的酶系，这些酶位于内质网膜上（微粒体）或胞液等细胞器中，称为肝微粒体酶。转化酶类根据其表达特性可分为两类：一类为结构酶，在体内持续地少量表达；另一类为诱导酶，本来不表达或表达量很少，但外源化学物刺激（诱导）其合成或合成增加，此类酶可增强机体对外界环境的适应能力。生物转化酶具有下列基本特征。

1. 底物特异性广泛 一类或一种生物转化酶类可代谢几种外源化学物，而且还可以代谢内源性化学物如维生素 A、维生素 D、乙醇、丙醇、胆红素、脂肪酸、胆酸等。

2. 具有多态性 这是生物转化酶类非常突出的特点，如细胞色素 P-450 酶系（简称为 P450，CYP）是生物转化Ⅰ相反应中最为重要的酶系，是一个蛋白质超家族，它们催化的反应及其机制基本相似，但其中每一种对底物的专一性都有所不同。

3. 具有立体异构专一性 如果外源化学物具有立体异构，那么往往只有其中的一种立体异构体能够被转化；或者不同的立体异构体在体内转化的速度不同；或者是不同的立体异构体在体内被转化为不同的代谢产物，进而产生不同的毒性反应。如 β 受体阻断剂普萘洛尔的 S-构型体的活性是 R-构型体的 98 倍；L-多巴是临床上治疗帕金森病的药物，而 D-多巴作用弱且有严重的副作用。

二、Ⅰ相反应和Ⅱ相反应

外源化学物在体内进行生物转化，按反应的先后顺序经过两个阶段，第一阶段称为Ⅰ相反应，包括氧化、还原和水解过程；第二阶段称为Ⅱ相反应，是与某些内源性物质结合的过程，包括葡萄糖醛酸化、硫酸化、乙酰化、甲基化及与谷胱甘肽、氨基酸结合等。外源化学物的生物转化过程见图3-3。

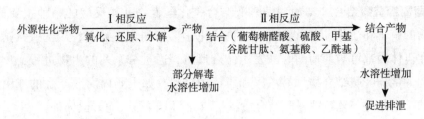

图 3 - 3 外源化学物的生物转化过程

（一） Ⅰ相反应

Ⅰ相反应是指经过氧化、还原和水解反应，使外源化学物暴露或产生极性基团如 —NH₂、—SH、—OH、—COOH 等，产物水溶性增高并成为适合于Ⅱ相反应的底物的过程。

1. 氧化反应 是化学毒物最常见和有效的代谢途径之一。

（1）微粒体黄素单加氧酶催化的氧化反应 微粒体黄素单加氧酶（FMO）即微粒体含黄素腺嘌呤二核苷酸（FAD）单加氧酶，或称为黄素蛋白单加氧酶，主要存在于哺乳动物的肝、肾、肺等组织的微粒体中。FMO 以黄素腺嘌呤二核苷酸为辅酶，需要 NADPH 和氧参加，可催化氧化多种有毒的亲核性 N、S、P 杂原子，使之变为 N - 氧化物、S - 氧化物、P - 氧化物。如对叔胺、仲胺、芳香胺、硫化物、硫醚、硫醇、磷等进行氧化反应。

（2）非微粒体酶催化的氧化反应 线粒体、胞浆和血浆中含有的醇脱氢酶、醛脱氢酶和胺氧化酶类等非特异性酶，能够催化具有醇、醛、酮功能基团的化学毒物使之产生氧化反应。

（3）过氧化物酶依赖性的共氧化反应 在过氧化物酶催化的外源化学物生物转化过程中，一些化学毒物可同时被氧化，包括氢过氧化物酶还原和其他底物氧化生成酯质过氧化物，这一过程称为共氧化。催化共氧化的过氧化物酶有膀胱上皮细胞内的前列腺素 H 合成酶、乳腺上皮细胞的乳过氧化物酶及白细胞的髓过氧化物酶等。

2. 还原反应 肝、肾和肺细胞微粒体中的多种酶可催化含有硝基、偶氮基、羰基的化学毒物的还原反应，所需的电子或氢由 NADH 或 NADPH 提供。通过还原反应，可将含氮的硝基还原为相应的胺类，偶氮双键还原裂解成芳香胺类物质；将含羰基的醛和酮类化学毒物经醇脱氢酶和羰基还原酶催化还原为伯醇类和仲醇类化学物；将含硫基团的化学毒物还原成为亚砜类物质。

3. 水解反应 大量化学毒物易在体内被广泛分布的水解酶作用而发生水解反应，如酯类、酰胺类或由酯键组成的取代磷酸酯类化学毒物等。酯酶、酰胺酶等水解酶广泛分布在细胞内的微粒体、溶酶体及血浆、消化液中。水解反应中，水离解为 H⁺ 和 OH⁻，并分别与化学毒物结合。常见的水解反应包括酯类、酰胺类、脂肪族类水解反应等类型。

（二） Ⅱ相反应

Ⅱ相反应是指具有一定极性的外源化学物与内源性辅因子（结合基团）进行化学结合的反应。Ⅱ相反应使外源化学物的水溶性显著增加，促进其排出体外。化学毒物经过Ⅰ相反应后，其生物活性或毒性丧失或有一定程度降低，但大多数化学毒物对机体的损害不能彻底消除，需要进行Ⅱ相反应即结合反应，继续进行有利于排泄和毒性降低的生物转化过程。Ⅱ相反应是化学毒物在机体内解毒的重要方式之一。结合反应主要有以下几种类型。

1. 与葡萄糖醛酸结合　与葡萄糖醛酸结合是化学毒物Ⅱ相反应的一种主要代谢途径，对化学毒物的解毒和活化具有重要作用。许多化学毒物如含有羟基、羧基、氨基和巯基的化学毒物在机体内都可与葡萄糖醛酸发生结合反应，通过一系列的生物过程，形成具有高度水溶性的葡萄糖醛酸结合物，易从尿和胆汁中排泄。如大肠内腐败产生的或由其他途径进入机体的苯酚通过与葡萄糖醛酸结合后，生成葡萄糖醛酸苷而排出体外。

2. 与硫酸结合　化学毒物经Ⅰ相反应后生成的羟基、氨基和羧基等可与硫酸盐结合生成硫酸酯。生成的硫酸酯类化合物主要经尿排泄，少部分经胆汁排泄。化学毒物与硫酸结合后尿中的有机硫酸酯和无机硫酸盐的比值明显增加，可作为上述化学毒物的染毒指标。

与硫酸结合和与葡萄糖醛酸结合的底物功能基团相似。同一种化学毒物，与硫酸结合和与葡萄糖醛酸结合的相对量取决于染毒剂量，在低剂量时结合反应的主要代谢产物为硫酸结合物，剂量增加则化学毒物与葡萄糖醛酸结合的比例增加。

3. 与谷胱甘肽结合　谷胱甘肽是体内广泛存在的含巯基（—SH）的物质，细胞内的浓度为 0.5 ~ 10 mmol/L。由于—SH 具有亲核性，能与外源化学物的亲电子性中心进行反应，称为谷胱甘肽结合。卤化有机物、环氧化物及芳香族非取代型碳氢化学毒物在谷胱甘肽 S – 转移酶的催化下，与还原性谷胱甘肽（GSH）结合，生成谷胱甘肽结合物，此结合物具有水溶性，可经胆汁排泄；并可经体循环转移至肾脏，经肾内一系列酶催化反应转变为硫醚氨酸衍生物，由尿排泄。

4. 与氨基酸结合　含羧酸和芳香羟胺化学毒物可与氨基酸（如甘氨酸、谷氨酸、牛磺酸）结合发生反应。前者与氨基酸结合后生成含有酰胺键的马尿酸，经肾排出体外。后者与氨基酸的羧基结合反应生成 N – 酯，是一种活化反应。

5. 乙酰化作用　乙酰化作用是指含伯胺、羟基或巯基的化学毒物在乙酰基转移酶的催化下，与乙酰辅酶 A 的乙酰基结合的反应。乙酰化作用是这些化学毒物的主要生物转化途径。磺胺类药物经乙酰化作用后，其抗菌作用降低甚至消失，同时，在酸性尿液中的溶解度降低。

6. 甲基化作用　在甲基转移酶的催化作用下，可将活化的甲基转移到含有羟基、巯基和氨基的酚类、硫醇类和胺类化学毒物中，使这些化学毒物产生甲基化作用，甲基多由甲硫氨酸供给。许多内源性胺类和外源性胺类化学毒物常以此种方式消除活性。

结合作用的主要类型及结合酶定位见表 3 – 2。

表 3 – 2　结合作用的主要类型及结合酶定位

类型	结合酶	底物功能基团	结合基团的来源	酶定位
与葡萄糖醛酸结合	UDP – 葡萄糖醛酸基转移酶	—OH、—COOH、—NH₂、—SH、—C—C	尿二磷酸葡萄糖醛酸	微粒体
与硫酸结合	磺基转移酶	—NH₂、—OH	3′ – 磷酸腺苷 – 5′ – 磷酰硫酸	胞液
与氨基酸结合	酰基转移酶	—COOH	甘氨酸	线粒体、微粒体
与谷胱甘肽结合	谷胱甘肽 – S – 转移酶	环氧化物、有机卤化物、有机硝基化学物、不饱和化合物	谷胱甘肽	胞液、微粒体
乙酰化作用	乙酰基转移酶	—NH₂、—OH、—SO₂、—NH₂	乙酰辅酶 A	线粒体、微粒体
甲基化作用	甲基转移酶	—NH₂、—OH、—SH	S – 腺苷蛋氨酸	胞液

三、毒物代谢酶的诱导和抑制

在生物化学和毒理学的范畴内，凡能使一种酶活性增强或含量增多或催化反应速度加快的现象，称为诱导作用。具有诱导作用的化学物称为诱导物或激活物。凡能使酶活性减弱或含量减少或催化反应速度减慢的现象，称为抑制作用。具有抑制作用的化学物称为抑制物。一种化学物与诱导物或抑制物接触后，由于催化酶的活性或含量受到影响，化学毒物对机体的生物学作用随之发生变化。

（一）化学毒物对代谢酶的诱导

1. 主要诱导物类型及其作用　根据诱导物的作用性质可将其分为以下几种类型。

（1）苯巴比妥类　苯巴比妥和DDT、六六六等杀虫剂可引起肝滑面内质网明显增生，并诱导产生细胞色素P–450。经诱导物诱导作用后，肝脏体积增大，磷脂合成和微粒体酶蛋白质合成也增加，同时也可刺激mRNA的合成并降低酶的分解速度。

（2）多环芳烃类　主要包括多环碳氢化学物，如苯并芘、3–甲基胆蒽和TCDD等。其中的TCDD为当前已知的最强诱导物，仅1 μg/kg的剂量即可对某些动物体内的代谢酶呈现诱导作用。

（3）甾类　16–α–碳腈壬烯醇酮（PCN）、地塞米松等对细胞色素P–450和UDP–葡萄糖醛酸转移酶具有诱导作用。

（4）其他类　如属于多氯联苯类化学毒物Arochlor1254，兼有苯巴比妥和3–甲基胆蒽样诱导作用，它既可诱导细胞色素P–450酶类，又可诱导细胞色素P–448酶类。

2. 诱导作用对化学毒物生物转化的影响

（1）诱导酶活性增高　苯巴妥类诱导物主要诱导细胞色素P–450，另外对乙基吗啡脱甲基、对硝基茴香O–甲基化及脂肪族羟化和还原脱卤等反应的有关酶类也有诱导作用，还可诱导UDP–葡萄糖醛酸转移酶、环氧化物酶。多环芳香烃类主要诱导细胞色素P–448，使酶的活性增高。

（2）加快生物转化的速度　如苯巴妥类药物可加快抗凝血药双香豆素的代谢过程，主要是催化酶被诱导后活性增加所致。

（3）改变化学毒物对机体的生物学作用　一是经生物转化后毒性消失或降低的化学毒物，在诱导物的参与下，解毒过程变得更加显著和迅速，如苯巴妥类能减少黄曲霉素的致癌作用。二是本身不具有毒性或是毒性极低，经生物转化后毒性增强的化学毒物，经诱导物作用后毒性加大，对机体产生较强的损害作用，如苯巴妥类能加速三氯甲烷、四氯化碳的生物转化，产生更多有毒的中间产物。

（二）化学毒物对代谢酶的抑制

1. 抑制作用的类型　根据化学毒物对代谢酶抑制作用的性质不同可分为可逆性抑制作用和不可逆性抑制作用两大类。

（1）可逆性抑制作用　抑制物与酶分子的必需基团以非共价键结合，从而抑制酶的活性，用透析或稀释等物理方法可去除抑制物，使催化酶的活性得以恢复，这种抑制作用是一种可逆的，并可在短时间内迅速完成。可逆性抑制作用又分为竞争性抑制作用和非竞争性抑制作用。前者是指有些抑制物的分子结构与作为底物的化学毒物结构相似，他们与催化酶的同一活性中心结合而发生相互竞争、相互排斥的现象。如肝脏中氨基比林、乙基吗啡的代谢过程可由于四氯化碳的出现而减弱。后者是指抑制物与酶－底物复合物同时结合在酶分子的不同部位上形成三元复合物，即抑制物与酶分子结合后并不妨碍该酶分子再与底物分子结合，不存在抑制物、外源化学物与酶的活性中心竞争性结合现象。如 7，8－苯并黄酮对肝微粒体芳烃羟化酶和 UDP－葡萄糖醛酸转移酶具有非竞争性抑制作用，可延长环己巴比妥催眠的持续时间。

（2）不可逆性抑制作用　抑制物与酶分子的必需基团如果发生共价键结合或形成稳定的结合物，会使酶的结构遭受破坏，使其失去原有的生物活性并不再可能出现可逆反应，从而对动物机制产生较为严重的后果。不可逆性抑制物常见的种类有有机磷杀虫剂、有机汞化合物、有机砷化合物、一氧化碳、氰化物等化学毒物。

2. 抑制作用对化学毒物生物转化的影响　抑制作用主要表现为某些化学毒物在机体内的代谢速度减慢，使其在血液中的浓度增高，进一步使化学毒物对机体的毒性增强。如在有抑制物的作用下环己巴比妥催眠作用的时间会持续延长，主要是使细胞色素 P－450 单加氧酶活性减弱或消失，从而影响环己巴比妥的代谢速度，使其毒性增强。

扫码"学一学"

任务三　毒物动力学基础

毒物动力学是采用数学模型和速率论的理论来描述外源化学物数量在机体内生物转运与生物转化过程中随时间变化规律的一门毒理学分支学科，也称毒物代谢动力学，简称毒代动力学。它运用药代动力学的原理和方法定量研究毒性剂量下化学毒物在动物体内吸收、分布、代谢、排泄的过程和特点，探讨化学毒物毒性发生和发展的规律性，从而为毒物安全性评价提供科学依据。

一、毒物动力学研究和分析的基本过程

（一）毒物转运的速率过程

速率过程又称为动力学过程，是指由于毒物在体内的转运和转化，引起的在不同组织、器官、体液间毒物浓度随时间变化而变化的动态过程。

1. 一级速率过程　指化学物在体内某一瞬间的变化速率与其瞬时含量的一次方成正比，即单位时间内体内毒物浓度按恒定比例转运和转化。多数化学物的体内过程符合一级速率，其特点是：①化学物的生物半衰期恒定；②单位时间内消除的化学物的量与其体存量成正比；③其半对数时－量曲线为一条直线，故又称为线性动力学。

2. 零级速率过程　在化学毒物的数量超过机体的转运和转化能力时发生，指化学物在体内某一瞬间的变化速率与其瞬时含量的零次方成正比，即单位时间内体内毒物浓度按恒定的量进入转运和转化。在一次染毒时，其特点为：①化学物生物半衰期不恒定；②单位时间内消除的化学物恒定，相当于机体的最大消除能力，与体存量无关；③其半对数时－量曲线为一条曲线。

3. 非线性毒物动力学　指外源化学物在体内的数量过多，超过了机体的生物转运、转

化及蛋白质结合能力时，其消除由一级速率过程转变为零级速率过程的现象。当下列情形出现时可认为存在非线性毒物动力学过程：①血浆化学毒物的浓度不成指数下降，即消除动力学不成一级动力学特征；②V_d、CL、K_e、$t_{1/2}$ 等参数随化学毒物的剂量增加而发生变化；③AUC 与染毒剂量不成正比；④经同一酶系代谢或经主动转运的化学毒物之间发生竞争性抑制；⑤排泄物在质量和数量上随剂量改变而改变；⑥在明显的饱和效应出现之后，剂量 – 反应曲线不随剂量增加而显示出成比例的变化。

苯妥英钠及水杨酸的代谢均是非线性药物动力学过程的代表。许多药物在达到中毒量时，动力学过程也是由线性转为非线性，如乙醇中毒就是如此。

（二）毒物动力学参数

毒物动力学参数可说明外源化学物在体内吸收、分布和消除的动力学规律。其中，吸收速率常数（K_a）、达峰时间（T_m）、药峰浓度（C_m）、曲线下面积（AUC）和生物利用度（F）表示外源化学物吸收程度和速度；表观分布容积（V_d）代表外源化学物的分布情况；消除速率常数（K_e）、清除率（CL）和生物半衰期（$t_{1/2}$）反映外源化学物消除的特点。

1. 生物半衰期（$t_{1/2}$） 是化学毒物的血浆浓度下降一半所需的时间，单位是分钟、小时或天。它是表示毒物消除速度的参数，不受浓度所制约。$t_{1/2}$ 短，说明毒物消除迅速，不易蓄积中毒。在一级消除动力学，$t_{1/2}$ 不受血毒物浓度和染毒途径的影响，肝肾功能不全可能延长 $t_{1/2}$。

2. 曲线下面积（AUC） 是指时 – 量曲线下覆盖的总面积。AUC 表示经某一途径给予外源化学物后一定时间内吸收入血的外源化学物相对量。在静脉染毒时，$AUC = C_0 / K_e$（C_0 是 $t = 0$ 时外源化学物的血浆浓度 mg/L）。

3. 表观分布容积（V_d） 是指外源化学物在体内达到动态平衡时，其体内质量（D）与外源化学物的血浆浓度（C）的比值；它表示外源化学物以其血浆浓度计算应占有的体液容积，单位用升（L）或 L/kg 表示。由于它并不代表真正的体腔容积，故称为表观分布容积，用于推测外源化学物在体内分布范围的宽窄。

4. 消除速率常数（K_e） 是指单位时间内外源化学物从体内消除的量占整个体存量的比例（通常以百分率表示），它代表体内外源化学物被消除的快慢，其单位为 h^{-1}。K_e 值大，表示消除越快。如某外源化学物的 K_e 为 0.25 h^{-1}，表示每小时可消除体内外源化学物量的25%。

5. 清除率（CL） 是指在单位时间内机体所有途径能够消除的外源化学物占有的血浆容积，即单位时间内有多少升血中的外源化学物被完全清除。其单位为 L/（kg·h）。

6. 生物利用度（F） 又称生物有效度，是指外源化学物被机体吸收的比例。由于经静脉注射途径染毒时外源化学物的吸收率一般认为是100%，经其他接触途径的生物利用度就可把前者作为参照来计算。例如，外源化学物的经口生物利用度是指经口染毒的 AUC 与该外源化学物静注后的 AUC 的比值，以百分率表示。

二、毒物动力学模型

为定量地分析毒物在体内的过程，常采用简单的数学模型来模拟机体复杂的生理系统。

房室模型是最为广泛采用的模型之一。它是由一个或数个房室组成，一个中央室，其余为周边室。房室是一种抽象的表达方式，并非指机体中的某一组织或器官。

（一）房室模型

凡是转运和转化速率相似者，均可视为同一个室，这样便可将整个机体视为一个彼此相连的房室系统。按照这一概念，如果外源化学物入血后能迅速均匀地分布到全身并呈现出一致的消除过程时，可视为一室模型；如果外源化学物入血后在体内不同部位的转运和转化速率不同，在达到平衡前需要有一个分布过程时，可视为多室模型。多室模型由一个中央室和若干个周边室相互连接而成。中央室由血液及供血丰富、血流通畅的组织器官如心、肝、肾等组成；周边室通常指血管供应较少、血流缓慢或化学毒物不易进入的组织器官，如脂肪、皮肤、骨管和静止状态的肌肉等。

1. 一室模型 又称瞬时分布单室模型，是最简单的毒物动力学模型，该模型表达外源化学物在体内可迅速分布，瞬时达到平衡，和血液向机体各部位转运的速率常数相似。该模型的优点是简单，对于向全身分布较快的外源化学物用这种模型来解析它们的动力学就特别有效，但所观察的大部分参数不符合客观情况。一室模型如图 3-4 所示，式中 D_0 为给化学物量；K_a 为吸收速率常数；K_e 为消除速率常数；c 为血浆中浓度；V_d 为分布容积；$c \cdot V_d$ 以为体内化学物量；E 为化学物消除量。

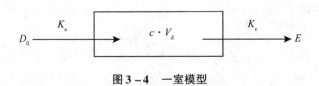

图 3-4 一室模型

2. 二室模型 又称延滞分布平衡模型，假设身体分为中心室与周边室两个部分，外源化学物进入机体后，先在血液丰富的中心室（D_1）分布，分布平衡后再分布到血液贫瘠的周边室（D_2），在中心室与周边室之间外源化学物进行着可逆的转运。二室模型既阐述了外源化学物进入机体与离开机体的规律，又描述了外源化学物在系统内各室之间的转运情况。对大多数外源化学物最常用的模型是二室模型，如图 3-5 所示，式中 K_{12}、K_{21} 代表各室之间的转运速率常数。

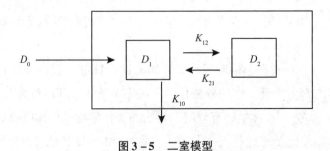

图 3-5 二室模型

3. 三室模型 假设身体分为三个部分，包括一个相当于血液的中央室和两个具有不同摄入和释放速率的周边室，与中央室交换外源化学物速率较快的周边室称为"浅室"（第二室），与中央室交换外源化学物速率较慢的称为"深室"（第三室）。中央室外源化学物浓度的时间过程反映 3 个同时存在的过程的速率，即化学物从中央室的消除及中央室与 2

个周边室之间的分布，如图 3 – 6 所示。地高辛、双香豆素等的动力学特征可用三室模型推断出的三指数项函数来描述。

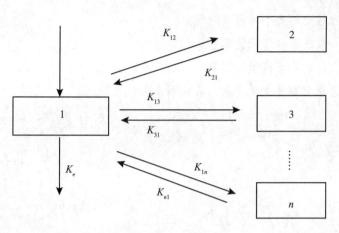

图 3 – 6　多室模型

（二）生理毒物动力学模型

与经典毒物动力学模型对毒物在机体分布的时 – 量关系采用的简化模式不同，生理毒物代谢动力学模型是建立在机体的生理、生化、解剖和热力学基础上的一种整体模型，它将每个相应的组织器官单独作为一个房室看待，房室间借助血液循环连接。每个房室的建立依赖于：①生理学、解剖学参数，如组织大小、血流灌注速率和肾小球滤过率；②生化参数，如酶活性参数；③热力学性质，如脂溶性、电离性等；④化学毒物与机体相互作用的性质，如膜通适性、化学毒物与血浆蛋白结合率以及毒物与组织亲和力等。

生理毒物动力学模型的作用为：①预测任何组织器官中化学毒物浓度及代谢产物的经时过程；②定量地描述病理、生理参数变化对化学毒物处置的影响；③将在动物中获得的结果外推至人，从而预测化学毒物在人体血液及组织中的速度。

生理毒物动力学物研究是一种复杂、难度高、耗时长及花费极高的工作，并且至今仍处于探索、改进阶段。

▤ 拓展阅读

矽肺

又称硅肺，是人体长期或大量吸入含有游离二氧化硅（SiO_2，石英）的粉尘引起的、以肺部弥漫性纤维化为主要特征的一种职业性尘肺病。石英的溶解度很低，吸入进入肺内可长期存留，当它沉积在肺泡中时能很快被泡内的巨噬细胞吞噬。但巨噬细胞不能降解石英，反而使石英表面的羟基基团与溶酶体膜上脂蛋白中的受氢体（氧、氮、硫等原子）形成氢键，从而改变膜的通透性，使溶酶体内的酶释放到胞浆中，引起巨噬细胞自溶死亡。巨噬细胞自溶后，一方面释放出来的石英尘粒再被其他巨噬细胞吞噬，另一方面释放出致纤维化因子，激活纤维细胞，促进成纤维细胞增生并形成胶原、填补空洞，最终导致肺纤维化。

? 思考题

1. 简述生物膜的结构和功能。

2. 简述生物转化的两个阶段及过程。

3. 什么是一级速率和零级速率？

4. 简述动力学的一室模型和二室模型的概念。

5. 毒物动力学有哪些主要参数，各说明毒物什么特点？

（方士英）

项目四　毒作用影响因素及机制

知识目标

1. **掌握** 化学结构、理化性质与毒效应之间的关系和影响；联合作用的类型和作用；终毒物的概念及主要类型。
2. **熟悉** 环境因素、接触途径等对化合物毒作用的影响；几种典型的毒作用机制。
3. **了解** 实验动物物种和个体因素对化合物毒作用的影响；化学毒物产生毒性的可能途径；联合作用的评价方法。

能力目标

1. 能够依据影响毒作用机制的环境因素，确定动物合理的饲养条件，判断化学物在特定环境下的毒性作用；对环境中共存化学物的联合毒作用评价和健康危险性评定。
2. 会运用毒理学知识对化学物的毒性作用机制加以分析。

任务一　毒作用影响因素

扫码"学一学"

案例讨论

　　案例： 大量调查研究已证实吸烟是引起肺癌发生的主要原因，香烟烟雾中含有多种致癌物或促癌物，如多环芳烃化合物等。肺癌发病及死亡与吸烟量、开始吸烟年龄和卷烟中多环芳烃化合物等有害成分的多少密切相关。一般来说，吸烟量大、开始吸烟年龄小、卷烟中有害成分含量高，则肺癌的患病和死亡风险均高。同时，研究还发现，在吸烟量相同的情况下，患肺癌的风险存在着明显的个体差异。香烟烟雾中的多环芳烃类化合物在芳烃羟化酶（AHH）作用下可使芳香烃化合物差化，并产生致癌性，其活力在个体之间存在明显的差异。在吸烟量相同的情况下，AHH活力较高的人，患肺癌的风险比活力低的人高36倍，中等活力的人患肺癌的风险比活力低的人高16倍。

　　问题： 1. 吸烟量相同的情况下，为什么患肺癌的危险度存在着明显的个体差异？

　　　　　　2. 吸烟引起肺癌的主要影响因素有哪些？

　　　　　　3. 如何控制吸烟的危害？

　　毒作用是指机体接触外源化学物后出现的生物学变化包括微小的生理生化改变，临床中毒甚至死亡，又称为毒效应。毒效应的产生是化学物与机体相互作用的结果。其毒性作用的性质和大小受很多因素的影响。不同外源化学物对同一种属个体产生的毒作用各不相同，同一外源化学物对不同物种、品系、个体，在不同条件和环境下产生的毒作用也存在明显差异。因此，了解外源化学物毒作用的影响因素对有效控制其在食品中的毒性有着重要的理论基础和现实意义。

一、化学物因素

（一）化学结构对毒性影响

化学物的结构决定其特有的化学性质和物理性质，从而决定化学物所固有的生物活性。研究化学物的化学结构与其毒性作用之间的关系，有助于预测或开发高效低毒的新化学物，推算新化学物的毒效应和安全接触限量，即构效关系和定量构效关系研究。

1. 功能团 卤素有较强的吸电子效应，因而可使卤代烃分子极性增强，在体内易与酶系统结合，所以卤素是较强的毒性基团。当烷烃类的氢被卤素取代时，毒性增强，且取代基越多，毒性也越强。其毒性也按照氟、氯、溴、碘的顺序而增强，如氯化甲烷对肝脏的毒性依次为 $CH_4 < CH_3Cl < CH_2Cl_3 < CCl_4$。

氨基是氨分子中去掉一个氢原子形成的基团，含有氨基的化合物就是氨基化合物。烃类引入氨基变成胺后，碱性增强，易与核酸、蛋白质的酸性基团反应，易与酶发生作用，毒性增强。胺类化合物毒性大小为叔胺 < 仲胺 < 伯胺。芳香族胺类为致癌物，对血液和神经系统也有较强毒性。芳香族化合物引入羟基（—OH），分子的极性增强，毒性增加，且羟基引入芳香族化合物越多，毒性就越强。若苯环中的氢被氨基（—NH₂）或者硝基（—NO₂）取代时，则具有明显的形成高铁血红蛋白的作用，而对肝脏具有不同程度的毒性。但在化合物中引入羧基（—COOH）及磺酸基（—SO₃H）可使化合物的理化特性发生改变，不易通过扩散进入组织，毒性随之减小，因此，苯甲酸毒性小于苯。

偶氮基是氨基偶氮苯类化合物致癌作用的基本基团，它如果被亚胺基、酰氨基或肼取代后，则失去致癌作用。如果被乙烯基取代，则治癌作用增强。偶氮化合物是指分子中含有N—N双键的化合物。它对不同波长的光有吸收，往往呈现出颜色，很多染料都是偶氮化合物。

带有负电荷的基团均可与机体中带正电荷的基团相互吸引，使其毒性增加，如负电荷基团硝基（—NO₃）、苯基（—C₆H₅）、氰基（—CN）、醛基（—CHO）、酮基（—COR）、酯基（—COOR）、乙烯基（—CH ═CH₂）等。

2. 分子空间结构 一般直链化合物毒性大于异构体，成环化合物毒性大于不成环化合物。环烃取代基的位置不同，毒性也不同，一般来说，对位 > 邻位 > 间位；对称的 > 不对称的。同分异构体物质的毒性也存在一定的差异。不同的旋光体异构体物质具有不同的物理性质，动物体内的酶对旋光异构体物质具有高度专一选择性，所以在动物组织内的分布和代谢速度均不同，其毒性也不同。一般左旋异构体对机体作用较强，而右旋体往往无作用；但也有例外，如右旋和左旋尼古丁对大鼠的毒性相等，而对豚鼠，则右旋体毒性较左旋体大 2.5 倍。

3. 同系物碳原子数 烷、醇、酮等碳氢化合物碳原子越多，毒性越大（甲醇与甲醛除外），但当碳原子数超过一定限度时，一般为七至九个碳原子，随着碳原子数增加，毒性反而下降。这是由于其脂溶性随着碳原子数的增多而增加，水溶性则下降，不利于经水相转运，在机体内易滞留于最先到达的脂肪组织中，不易到达靶组织，对人体产生麻醉作用的危险，反而逐渐减少。

4. 分子饱和度 相同碳原子数时分子中不饱和键增多，其毒性增加，如丙烯醛对结膜的刺激作用大于丙醛；乙烷的毒性＜乙烯的毒性＜乙炔的毒性。

5. 化学物结构与营养物或内源性物质的相似性 某些化学物结构与主动转运载体的底物类似，可通过转运营养物或内源性物质的载体转运系统主动吸收。如锭、钴、锰等有害金属物质可以通过铁蛋白转运系统而被吸收；铅依靠钙的转运系统而被主动吸收。

（二）物理性质

化学毒物的理化性质，如相对分子质量、溶解性、分散度、挥发度、电离度、稳定性、熔点、折射率与其毒性或毒性效应有关。

1. 溶解度

（1）脂/水分配系数 是指化合物在脂（油）相和水相的溶解分配率，即化合物的水溶性与脂溶性平衡时，其平衡常数称为脂水分配系数。一种化合物的脂/水分配系数较大，表明它易溶于水，而呈现出化合物的亲脂性或疏脂性。化合物的脂/水分配系数大小与其毒性密切相关，它涉及化合物的吸收、分布、转运、代谢及排泄。脂溶性毒物易通过细胞膜的脂质双分子层进入细胞内被吸收，而水溶性物质吸收较差。难溶于胃肠的化学物不易接触黏膜表面，就不易被吸收。如金属汞在胃肠基本不溶解，故经口摄入相对无毒。

（2）水溶性 毒物在水中的溶解度直接影响毒性的大小，特别是在体液中的溶解度越大，毒性越大。气态化合物的水溶性不但影响其毒性大小，还会影响其作用部位，如氯气、二氧化硫、氟化氢、氨气等是易溶于水的刺激性气体，主要引起上呼吸道的刺激作用；而不溶于水的二氧化氮则达到肺泡引起肺水肿。

2. 分散度 粉尘、烟、雾等气溶胶，其毒作用与分散度有关。分散度以微粒的直径大小来表示，颗粒越小，分散度越大，比表面积越大。生物活性也越强，外源化学物粒径的大小与分散度成反比。毒物颗粒的大小可影响其进入呼吸道的深度和溶解度，从而可影响其毒性。直径 >5 μm 的微粒，几乎全部在鼻和支气管沉积；直径为 2~5 μm 的微粒沉积在肺的气管、支气管；直径 <1 μm 的微粒常附在肺泡内。

3. 挥发度与蒸气压 凡是化合物在常温下容易挥发，就易形成较大蒸气压，易于经呼吸道吸收。有些有机溶剂 LD_{50} 相似，即其绝对毒性相当，但由于其各自的挥发度不同，所以实际毒性可以相差较大。如苯与苯乙烯的 LC_{50} 均为 45 mg/L 左右，但苯的挥发性较苯乙烯大 11 倍，故其经呼吸道吸入的危害性远大于苯乙烯。将毒物的挥发度估计在内的毒性称为相对毒性，对有机挥发性溶剂来说，相对毒性指数更能反映其经呼吸道吸收的危害程度。但是皮肤吸入时恰好相反，因为挥发性强的毒物与皮肤接触时间短，吸收少，毒性小。

4. 电离度 电离度及化合物的 pKa 值，许多外源化学物是有机弱酸或弱碱，在溶液中以非电离或电离形式存在。化学物质呈电离状态时，通常脂溶性较低，难以通过细胞膜的脂质双分子层；而以非电离形式存在的有机弱碱具有一定的脂溶性，易通过细胞膜，且转运速率与脂溶性大小成正相关。因此，有机碱通常在不带电荷或非电离状态时才能以被动扩散的方式通过生物膜。对于弱酸性或弱碱性的有机化合物，只有在 pH 条件适宜，使其最大限度维持非离子型时，才易于透过生物膜被胃肠吸收，发挥其毒性效应，若化合物在一定 pH 条件下呈离子型的比例越高，虽易溶于水，但难以被吸收，易随尿排出。

5. 稳定度 化合物的不稳定性也可能影响其毒性，如有机磷酸酯杀虫剂库马福可在存储过程中形成分解产物，从而对牛的毒性增强。

（三）纯度

某个毒物的毒性是指该毒物纯品的毒性。毒物的纯度不同，其毒性也不同，但在生产或使用的化学物质常含有一定数量的不纯物，其中有些不纯物的毒性比原来化合物的毒性高。若不加注意会影响对一些毒物毒性的正确评定。因此，对于待研究的毒物，应首先了解其纯度，所含杂质成分与比例，与不同时期的毒理学资料进行比较，得出受检毒物的正确评价。比如商品乐果对大鼠的毒性试验表明，大鼠经口 LD_{50} 为 247 mg/kg。而纯品乐果为 600 mg/kg，一般来说，如果杂质毒性大于主要成分，样品越纯则毒性越小，当杂质毒性小于主要成分，样品越纯则毒性越大。

（四）接触途径

毒物进入机体的途径即为接触途径。外源化学物的暴露途径不同，其吸收速度和吸收率可能不同，从而影响其毒作用。静脉注射时，外源化学物直接进入血流，通常引起最大的效应和最迅速的反应。经口给药时，外源化学物在胃肠道吸收后经门静脉系统到达肝脏而被代谢，称为首过效应。

经呼吸道吸收的化学物，入血后先经肺循环进入体循环。在体循环过程中经过肝脏代谢；经口染毒，胃肠道吸收后经肝代谢，再进入体循环；经皮肤吸收是外源化学物由外界进入皮肤并经血管和淋巴管进入血液和淋巴液的过程。在毒理学的动物实验中有时也采用静脉、腹腔、皮下和肌内注射等途径将毒物注入机体。静脉注射是毒物直接进入血液；皮下和肌内注射毒物吸收较慢，但能直接进入一般循环；因为腹腔血液供应丰富且表面积相对较大，先经过肝脏后再分布到其他组织，所以腹腔注射后毒物吸收较快。

一般认为，化学物暴露途径的吸收速度和毒作用大小的顺序是：静脉注射 ≈ 吸入 > 腹腔注射 ≥ 肌内注射 > 皮下注射 > 皮内注射 > 经口 > 经皮。但也有例外，如农药久效磷小鼠腹腔注射与经口暴露毒作用基本一致，前者 LD_{50} 为 5.37 mg/kg，后者为 5.46 mg/kg，表明久效磷经口吸收速度较快，且吸收率高，所以经口染毒与腹腔注射效果才会相近。

染毒途径不同，有时也可出现不同的毒作用，如硝酸盐经口染毒时，在肠道细菌作用下可还原成亚硝酸，而引起高铁血红蛋白症，而静脉注射则没有这样的毒效应。

（五）接触频率与期限

接触频率和期限分为 4 种，即急性、亚急性、亚慢性和慢性。急性接触通常是指一次给化学毒物，低毒化合物可在 24 小时内多次给予，经急性接触，通常连续接触 4 小时，最多连续接触不得超过 24 小时；亚急性接触为反复接触 1 个月或略少于 1 个月；亚慢性接触为反复接触 3 个月或略少于 3 个月；慢性接触为反复接触 3 个月以上，通常需 6 个月以上。

任何重复染毒，毒作用的产生可能完全依赖于染毒的频率和剂量，而非染毒持续时间。如果化学物在体内蓄积（暴露频率间隔时间短于其生物半衰期），可引起严重的毒作用；机体对毒作用损害恢复的间隔时间不够，则可能发生慢性毒作用。许多外源化学物，急性大剂量染毒与较长时间低剂量染毒的毒作用表现不同。例如，苯的原发急性毒作用显示中枢神经系统抑制作用，但是长期慢性暴露可导致骨髓毒作用，即增高再生障碍性贫血和白血病的发病风险。

二、机体因素

动物的不同物种、品系和个体，对同一外源化学物的毒性反应有量和（或）质的差异。例如，苯可引起兔白细胞减少，但引起狗白细胞升高。某些外源化学物在相同剂量及接触条件下作用于人或动物，个体之间的反应可从无任何作用，到出现严重损伤甚至死亡，即使在双生子之间亦不例外。处于相同环境中的人群，其发病的危险性和病损程度在不同的个体间可存在很大差异，出现异乎寻常反应的人被认为对毒作用有敏感性，又称为高危个体。

（一）种属、品系及个体的遗传学差异

1. 解剖、生理的差异　不同物种动物的解剖、生理、遗传、代谢过程等生命特征均存在差异（表4－1），因基因组的不同，表现出在解剖、生理等过程的不同。

表4－1　不同物种动物的解剖、生理、遗传、代谢过程等生命特征

项目	狗	兔	豚鼠	大鼠	小鼠
寿命周期	10~20年	4~9年	6~8年	2~3年	2年
性成熟期	8~10月	5~8月	4~6月	2~3月	35~55天
发情周期	2次/年	全年	全年	全年	全年
解剖学特征	肝7叶	肝5叶	肝8叶	肝6叶	肝7叶
生理学特征	听觉、嗅觉敏感			无呕吐反应	无呕吐反应
遗传学特征	78条	44条	64条	42条	40条

2. 代谢转化的差异　代谢差异，即机体对毒物的活化能力或解毒能力的差异，包括量和质的差异。它是引起不同种属和品系的动物对同一毒物存在易感性的主要原因。代谢酶量的差异意味着占优势的代谢途径不同，可导致毒性反应的不同。代谢酶还存在质的差异，其差别往往因为解毒机制不同所致。代谢酶的遗传多态性是个体间在化学物代谢中差异的主要原因。遗传多态性是指同一种群中具有两种或两种以上基因型并存的现象，表现出代谢酶的表型不同，即催化代谢的活性大小不一。

3. 修复能力的个体差异　机体所有组织、细胞和大分子对化学物所致损害都有其相应的修复机制。这些修复过程有各种酶参与，若这些酶出现功能缺陷，将明显影响对毒作用损害的修复能力。修复酶亦存在多态性，使个体的修复能力也表现出明显差异。

（二）其他因素

宿主因素如健康状况、免疫状态、年龄、性别、营养状况、生活方式等对于毒作用的敏感性可以产生不同程度的影响。

1. 健康与免疫状态　一般情况下，疾病往往会加重外源化学物对机体产生的损害作用。如肝脏作为外源化学物在体内代谢最重要的器官，若有肝脏疾患，可减弱对外源化学物的代谢，致使外源化学物在血浆中的半衰期延长。肾脏作为重要的排泄器官，若出现功能下降或衰竭，对许多外源化学物的排泄半衰期亦出现延长作用，从而对药效和毒效均产生影响。免疫状态对某些毒作用有直接影响，过低或过高的免疫反应水平都可能带来不良的后果。过敏性反应可出现于接触多种药物和金属化学物时，但一般发生率都不太高，主要见

于少数敏感者。最好能在接触这类致敏物前发现这类敏感者，以便及时采取适当的措施。

2. 年龄 年龄可影响人和其他动物的各种代谢能力和生理学功能，从而造成对外源化学物敏感性差异。新生和老龄动物药物代谢能力常较低，血浆蛋白质结合能力改变，外源化学物从身体清除效率低，可接触较成年动物更高水平的未代谢外源化学物，并持续更长的时间。

（1）年龄对生物转运的影响 由于新生儿和老年人的血浆总蛋白和血浆白蛋白含量均较低，与外源化学物的结合较少，致使游离化学物的浓度增加，机体对其敏感性增强。如新生儿对药物利多卡因，只有 20% 与血浆蛋白结合，而正常成年人中有 70% 与其结合。新生儿和老年人胃酸分泌较少，因此可改变某些外源化学物或药物的吸收，如对青霉素的吸收增加，而对对乙酰氨基酚的吸收减少。

（2）年龄对生物转化的影响 婴儿的药物代谢酶系统较少，且要达到成年的活性水平，因物种不同需要不同的时间。如人直到 6 岁羟化酶活性才增加，到达比成年人更高的水平，性成熟之后减少。因此安替比林和茶碱的排除在孩子中比成年人更快。另外，同工酶的构成比在婴儿中和成年动物中可能有非常大的差异。新生儿代谢能力的缺陷可能对外源化学物的毒作用有重要意义。老年机体对某些化学物的药物代谢能力较年轻成年机体低。

3. 性别 性别对毒性的影响主要见于成年动物，性别差异主要与体内激素与代谢功能的差别有关。大多数情况下雄性动物在代谢转化能力和代谢酶活力均高于雌性，因此，一般对雄性动物毒性作用较低，对雌性毒性作用较高。但也有少数化合物的情况与此相反，某些外源化学物的毒作用性别差异是由于排泄差异所致。

4. 营养状况与生活方式 合理营养可以促进机体通过非特异性途径对外源化学物以及内源性有害物质毒性作用的抵抗力。特别是对经过生物转化毒性降低的化学物质尤为显著。当食物中缺乏必需的脂肪酸、磷脂、蛋白质及一些维生素（如维生素 A、维生素 E、维生素 C、维生素 B）及必需的微量元素，都可使机体对外源化学物的代谢转化发生变动。机体内代谢改变，尤其是多功能氧化酶系（MFO）活性改变将使外源化学物毒性发生变化，而蛋白质缺乏将降低 MFO 活性，摄入高糖饲料也将使 MFO 活性降低，维生素 B 是 MFO 黄素酶的辅基等。蛋白质缺乏最突出，它主要是对药物代谢的影响。动物喂以含蛋白量 5% 的饲料与含 20% 的饲料相比较，微粒体蛋白质的水平较低，酶活性显著丧失。脂肪酸的缺乏减少微粒体酶的水平和活性，可使乙基吗啡、环己巴比妥和苯胺代谢减少。

饥饿或饮食改变可能减少必要的辅助因子，如 Ⅱ 相结合反应必需的硫酸盐可能容易被耗损。短期食物缺乏增加二甲亚硝胺的脱烷基化作用，而增加肝毒性。动物整夜禁食可增加对乙酰氨基酚和溴苯的肝毒性，可能是因为正常水平的谷胱甘肽 50% 被消耗，导致这些化学物解毒作用所需的谷胱甘肽不足。

酗酒、吸烟等行为习惯对机体的有害影响已为人所熟知，具有这些生活习惯的人在接触其他外源化学物时，对某些毒作用的敏感性也可能增加。此外，社会及心理因素、精神因素等对外源化学物毒作用也有影响。

三、环境因素

环境因素通过改变机体的生理功能，继而影响机体对毒物的反应。影响毒物毒性的环境因素很多，诸如气温、湿度、气流、气压、季节和昼夜节律，以及其他物理因素等。

（一）气象条件

1. 气温 环境温度的改变可引起不同程度的生理、生化系统和内环境稳定系统的改变，如改变某些生理功能（通气、循环、体液、中间代谢等）并影响外源化学物的吸收、代谢和毒作用。引起代谢增加的外源化学物，如五氯酚、2，4－二硝基酚在 8 ℃时毒作用最低；而引起体温下降的外源化学物，如氯丙嗪在 8 ℃时毒作用最高。一般在正常生理状况下，高温引起动物皮肤毛细血管扩张、血循环和呼吸加快，胃液分泌减少，出汗增多，尿量减少。使经皮和经呼吸道吸收的化学物吸收增加（如增加氮氧化物和硫化胺对呼吸道的刺激作用），经胃肠道吸收减少，随汗液排出增加，经尿液排出减少。

2. 湿度 高气湿可造成冬季易散热，夏季不易散热，增加机体体温调节的负荷。高气湿伴高温可因汗液蒸发减少，皮肤角质层的水合作用增加，进一步增加经皮吸收的化学物的吸收速度，并因化学物易黏附于皮肤表面而延长接触时间，增加对毒物的吸收，从而使毒性增加。在高湿环境下，某些毒物如 HCl、HF、NO 和 H_2S 的刺激作用增大，某些毒物还可在高湿条件下改变其形态，如 SO_2 与水反应可生成 SO_3 和 H_2SO_4，从而使毒性增加。

3. 气流 对以气态或气溶胶形态存在的毒剂，气流对其的毒作用效果影响较大。不利的气象条件，如无风、风速过小（< 1 m/s）、风向不利或不定时，使用气态毒剂就会受到很大限制；但风速过大（如超过 6 m/s），毒剂云团很快被吹散，不易形成有害浓度。对流时，染毒空气迅速向高空扩散，不易形成有害浓度，有效毒害浓度时间和范围会明显缩小；逆温时，染毒空气沿地面移动，并不断流向低洼处，此种情况下，毒剂浓度高、有效毒害时间长。

4. 气压 一般情况下，气压变化不大，因而对毒作用影响相对较小。但在特殊情况时，气压增高往往影响大气污染物的浓度，气压降低可因降低氧分压而增加一氧化碳的毒作用。

（二）季节和昼夜节律

生物体的许多功能活动常有周期性的波动，如 24 小时（昼夜节律）或更长周期（季节节律）的波动。外源化学物的毒作用可因每日给药时间不同或给药季节不同而有差异。如对于夜行动物小鼠，下午 2 时给予苯巴比妥的睡眠时间最长，而清晨 2 时给药睡眠时间最短，为下午 2 时给药的 40%～60%。大鼠血液嗜酸性粒细胞、淋巴细胞和白细胞计数的量均呈现昼夜节律。人排出某些药物的速度也显示有昼夜节律，例如口服水杨酸，于早上 8 时服用，排出速度慢，在体内停留时间最长，而晚上 8 时服用，排出速度快，在体内停留时间最短。

昼夜节律有的是受体内某种调节因素所控制，如切除肾上腺后的大鼠其昼夜节律变得不明显。又如临床试验发现心脏病病人对洋地黄的敏感性在清晨 4 时要大于平常的 40 倍；用大白鼠做苯巴比妥半致死量试验，上午服药死亡率为 50%，下午服药死亡率高达 100%，而夜间服药死亡率却很低。这表明药物的吸收代谢与排泄速度与生物钟周期活动有密切的关系。因此，做这类试验检测时必须作相应的对照，并注意季节和昼夜节律变化对结果的影响。

季节影响，例如给予大鼠苯巴比妥盐的睡眠时间以春季最长，秋季最短（只有春季的 40%），有人认为动物对外源化学物毒作用敏感性的季节差异，与动物冬眠反应或不同地理区域的气候有关。

（三）噪声、震动、紫外线

噪声与紫外线等物理因素与化学物共同作用于机体时，可影响该化学物对机体的毒作用。例如，噪声与二甲替甲酰胺（DMF）同时存在时，有协同作用；紫外线有某些致敏化学物的联合作用，可引起严重的光感性皮炎；全身辐照可降低中枢神经系统抑制剂的毒作用，增加中枢神经系统兴奋剂的毒作用，但不影响吗啡类药物的止痛作用。

（四）动物笼养形式

每笼装的动物数、垫料、笼养的形式和其他因素也能影响某些外源化学物的毒作用。大鼠为群居性动物，单独笼养会使大鼠烦躁易怒、凶猛具有攻击性。异丙基团肾上腺素对单独笼养三周以上的大鼠，其急性毒性明显高于群养的大鼠。养于"密闭"笼（四壁和底为薄铁板）内的群鼠对吗啡等物质的急性毒性较养于"开放"笼（铁丝笼）中的大鼠低。

（五）溶剂

染毒时往往需要将毒物用溶剂溶解或稀释，这就需要选择溶剂及助溶剂，有的化学毒物在溶剂环境中可改变其化学物理性质与生物活性，从而改变其毒性。通常引起化学毒物毒性改变的溶剂有以下几种类型。①有的化学毒物可能加速或延缓危害物的吸收、排泄而影响其毒性。如 DDT 的油溶液对大鼠的 LD_{50} 为 150 mg/kg，而水溶液为 500 mg/kg。这是由于油能促进该危害物的吸收所致。②有些溶剂本身有一定毒性。如乙醇经皮下注射时，对小鼠有毒作用，0.5 mL 纯乙醇即可使小鼠致死；又如二甲基亚砜（DMSO）溶剂在剂量较高时有致畸和诱发姐妹染色单体交换（SCE）的作用。③有些溶剂还可与受试物发生化学反应，改变受试物的化学结构，从而影响毒性。如用吐温–80 和丙二醇作助溶剂测定敌敌畏和二溴磷的毒性时，后者的毒性比前者高，原因是丙二醇地烷氧基可与这两种毒的甲氧基发生置换，形成毒性更高的产物所致。

一般来说，选用的溶剂或助溶剂应是无毒、与受试化学物不起化学反应，而且化学物在溶液内应当稳定。最常使用的溶剂有蒸馏水、生理盐水、植物油（橄榄油、玉米油、葵花子油）和二甲基亚砜；常用的助溶剂有非离子型表面活性剂吐温–80，具有亲水性基团和亲脂性基团，可将水溶性化合物溶于油中，脂溶性化合物溶于水中。

任务二　联合作用

扫码"学一学"

一、联合作用的类型

一种外源化学物对机体的毒性作用，可以由于同时或先后接触另一种外源化学物而使其所表现的联合毒性比任一单一的外源化学物的毒性增强或减弱，毒理学将两种或两种以上的外源化学物对机体的交互作用称为联合毒作用。联合毒作用可以为非交互作用和交互作用两类，其中前者包括相加作用和独立作用，后者包括协同作用、拮抗作用和增强作用。

（一）非交互作用

非交互作用指机体同时或先后接触两种或两种以上的外源化学物，各化学物相互不影响的毒作用，可以通过各化学物的暴露剂量总和或生物学效应总和直接推算联合毒作用。

非交互作用包括相加作用和独立作用。

1. 相加作用　指两种或两种以上化学物以同样的作用方式和机制,作用于相同的靶器官,仅仅它们的效力不同,其对机体产生的毒作用等于各个外源化学物单独对机体所产生毒作用的算术总和。例如,大部分刺激性气体引起的呼吸道刺激作用或同分异构物或结构类似物,如多氯联苯和 TCDD 的联合毒作用,多呈相加作用。相加作用也称为简单的相似作用、简单的联合作用或剂量相加作用,是一个非交互的过程。这种联合作用中每个化学物都按照他们的相对毒作用和剂量比例对总毒作用作贡献,原则上不存在阈值。

2. 独立作用　又称为简单的独立作用、简单的不同作用或反应(或效应)相加作用。在这一事件中,各外源化学物不相互影响彼此的毒性效应,作用的模式和作用的部位可能(但不是必然)不同,各化学物表现出各自的毒性效应。效应相加是对混合物中每个化合物的反应的总和决定的相加效应,如严重中毒导致的共同效应死亡。在铅冶炼时,工人不但有铅暴露,而且有砷暴露,砷以蒸气状态逸散在空气中,形成氧化砷。慢性铅中毒主要损害神经(类神经症、周围神经病和中毒性脑病)、消化(腹绞痛)和血液系统(轻度贫血),而慢性砷中毒主要表现为皮肤黏膜病变、类神经症和多发性神经炎。它们联合暴露时,砷对皮肤的损害可能是独立作用。

在人体实际的低剂量接触中,反应相加和剂量相加的概念有很大差别。对于反应相加,当各化学物剂量低于无作用水平,即各化学物造成的反应为零时,总联合作用为零。而对于剂量相加模型,各化学物低于无有害作用水平也可发生联合毒作用。对于低剂量的多重暴露,剂量相加可能导致严重的毒性。对于有线性剂量–反应关系的遗传毒性致癌物(假定不存在无作用水平,作用机制被认为是"相似的"),反应相加和剂量相加可得到相同的毒作用。

扫码"看一看"

(二)交互作用

两种或两种以上外源化学物造成比预期的相加作用更强的(协同、增强)或更弱的(拮抗作用)联合效应,在毒理学中称之为外源化学物对机体的交互作用,主要表现为协同作用和拮抗作用。但若一种化学物对某器官或系统并无毒作用,而与另一种化学物同时或先后暴露时可增强或降低另一种化学物的毒作用则被称为增强作用或抑制作用。

1. 协同作用　两种或两种以上外源化学物对机体所产生的毒性效应大于各个外源化学物单独对机体的毒性效应总和,即毒性增强,称为协同作用。协同作用的机理复杂,取决于暴露的外源化学物或染毒途径。例如,马拉硫磷与苯硫磷联合染毒,毒性明显增加,经研究可能是苯硫磷可以抑制肝脏分解马拉硫磷的酯酶,使马拉硫磷分解减慢。

2. 拮抗作用　两种或两种以上外源化学物对机体所产生的毒性效应低于各个外源化学物单独毒性的总和,即为拮抗作用。其机理也很复杂,包括化学性拮抗作用和功能性拮抗作用。化学性拮抗作用是指发生化学反应形成了一种毒性较低的产物,如二硫基丙醇对重金属的络合作用。功能性拮抗作用发生于两种化学物质对同一生理指标有相反的作用,如中枢神经兴奋剂和抑制剂的对抗作用。拮抗作用在模式上可分为竞争性拮抗和非竞争性拮抗,前者是毒物和拮抗剂作用于同一受体,如神经节抑制剂可阻断尼古丁对神经节的作用,后者则是毒物与拮抗剂作用于不同受体,如阿托品降低胆碱酯酶(AchE)抑制剂的毒作用,并不是作用于 AchE,而是阻断胆碱能神经所支配的效应细胞的 M 胆碱受体。

3. 增强作用　一种化学物对某器官或系统并无毒性,但当加至另一种化学物时使其毒性效应增强，即为增强作用。三氯乙烯和异丙基肾上腺素对肝脏并无作用，却都能明显地增加四氯化碳对肝脏的毒性。

二、联合作用的评价

在人类的实际生活与生产环境中，往往同时或先后暴露在多种外源化学物下，对环境中共存化学物的联合毒作用评价和健康危险性评定已成为迫切需要解决的问题，同时它可以为制定卫生标准和研究防治药物提供客观的毒理学依据。

（一）联合作用的评价

目前，国内、外尚未形成对外源化学物联合作用类型的统一评价体系。目前，用于外源化学物联合作用定性或定量评价的方法主要有以下几种。

1. 等效应图法　等效应线图法只能评价两个化学物的联合作用，其原理是利用同种实验动物，分别求出相同暴露途径下两个化学物（A 和 B）的 LD_{50} 及其95%可信限，然后以纵坐标表示一个化学物（如 A 化学物）的剂量范围，以横坐标表示另一个化学物（如 B 化学物）的剂量范围，分别将两个化学物在纵坐标与横坐标上的 LD_{50} 值及95%可信限的限值连成3条直线。此后再以等毒性比例，求出混合物 AB 的 LD_{50} 值，以混合 LD_{50} 剂量中两个化学物所含的实际剂量分别在相应的坐标线上找到各自的剂量位置。并由相应剂量点作垂直线，视其交点位置进行联合作用的评价。如交点正好落在两个化学物95%可信限的上下两条连线之间，表示为相加作用；如交点落到95%可信限下限连线之下，则为协同作用；如若交点落到95%可信限上限连线之外，则为拮抗作用。

2. 联合作用系数法　联合作用系数（K）法是利用 Finney 毒性相加公式，在先求出各化学物各自的 LD_{50} 基础之上，从各化学物的联合作用是相加作用的假设出发，计算出混合化学物的预期 LD_{50} 值。然后实测混合物的 LD_{50}，再求混合物的预期 LD_{50} 与实测混合物 LD_{50} 的比值（预期 LD_{50}/实测 LD_{50}），此比值即为 K 值。如果各化学物呈相加作用，则预期 LD_{50}/实测 LD_{50} 的理论 K 值应等于1。但是由于测定 LD_{50} 本身会有一定波动，所以 K 值也应有一定范围。

3. 等概率和曲线法　等概率和曲线法以效应相加为基础进行联合作用评价，它根据混合物中各化学物的剂量 - 死亡概率回归曲线求出预期死亡概率，再对概率求和，推算死亡率。

4. 共度系数法　根据不同的指标又分为3种。①以毒性指数为指标，先以常规方法测定混合物及各化学物的 LD_{50}，再以一种化学物质的 LD_{50} 为标准与其他化学成分和混合物 LD_{50} 进行比较（称为毒性指数），然后推算混合物的理论和实际毒性指数，据此计算共毒系数并作出联合作用评价。②以死亡率为指标，根据实测混合物死亡率和预期死亡率计算共毒系数，评价混合物的联合作用。③共毒可信限法，测定两种化学物的 LD_{50} 及可信限，按混合比例和各自 LD_{50} 值推算混合物的预测 LD_{50} 及可信限，预测 LD_{50} 与实测 LD_{50} 之比即为共毒系数，据此评价联合作用类型。同时根据实测值与预测值的可信区间是否相覆盖进行分析，覆盖者为联合作用较弱，反之则强。

5. 广义三阶多项式回归模型　在研究固定剂量或固定比例设计下的联合作用时，若其单独或联合的量 - 效曲线散点图成三次抛物线形时，可采用广义三阶多项式回归模型。该模型可成功解决不同效应水平（如 ED_{50}、ED_{60} 等）所对应的联合作用特征可能不一致的问题，具有简便、有效、客观及使用范围较宽的优点。

上述各种方法均可通过相应的统计学软件实现，但每种方法又有各自的使用条件和优、缺点，因此，在进行外源化学物联合作用评价时，应严格根据条件选择方法。

（二）联合作用评价中注意事项

1. 明确试验结果的代表性　两种或多种化学物在某种剂量比例下的试验结果不能作为其联合作用的普遍结果。

2. 注意给药途径　在实际生产生活中，接触毒物主要是经呼吸道和皮肤，而单用经口联合作用试验结果是不够的，必须有经呼吸道与经皮肤联合作用试验资料。

3. 观察毒作用的指标选择　某种毒作用作为观察指标对联合作用的评价和以另一种毒作物作为指标所作的评价，有时结论恰恰相反，故在评价时应注意。

4. 接触化学物的时间、顺序和途径　多种化学物同时暴露与间隔暴露，以及不同接触途径，其联合作用结果可能不尽相同。

5. 试验结果外推的不确定性　体内试验结果与体外试验结果有时并不一致，将动物实验结果外推到人更应慎重。

6. 要注意化学物代谢动力学中的有关因素　单纯地以酶诱导或酶抑制来解释化学物的联合作用有时会导致错误。

三、毒作用机制

外源化学物对生物机体的毒性作用主要取决于机体暴露的程度与途径，阐明外源化学物毒作用机制至少具有两方面重要意义：①阐明外源化学物毒作用机制，为更清楚地解释描述性毒理学资料、评估特定外源化学物引起有害效应的概率、制定预防策略、设计危害程度较小的药物和工业化学物以及开发对靶生物具有良好选择毒性的杀虫剂等提供理论依据；②现代毒理学已经从单纯研究外源化学物对机体的损害作用扩展为一门工具学科，对外源化学物毒作用机制的深入研究，有利于人们对机体基本生理和生化过程以及人类某些重要疾病病理过程的进一步认识。

拓展阅读

计算毒理学与毒性预测

计算毒理学也称预测毒理学，是以计算化学、计算生物学、生物信息学及系统生物学为基础，运用先进的高通量测试方法，结合光学分子成像技术和现代仪器分析，研究和发展多种计算模型，高效、快速筛查和预测外源有害因素的毒性及其所致的不良健康效应，确定并定量分析有害因素的暴露风险。

基准剂量模型（BMD）是对动物试验或人群流行病学研究获得的剂量-反应数据适用范围的拓展，可更好地描述潜在风险的特征并将其量化。

浓度加和模型（CA）也称Bliss加和或剂量加和模型，可以解释具有不同类型浓度-效应曲线的化学物构成的混合物毒性效应，适用于具有相似作用模式的化学物构成的混合物，已被美国EPA及欧盟等作为混合物的联合毒性效应评估的标准参考模型。但CA模型缺乏坚实的理论基础，也不直接与毒性机制相关，在浓度-效应曲上，某些浓度区域还存在预测的盲区，因此使用需谨慎。

扫码"练一练"

? 思考题

1. 简述化学毒物产生毒性的可能途径。
2. 哪些环境因素会影响化学物的毒作用？
3. 影响化学物毒作用的化学结构有哪些？

（韩 迪）

项目五 食品毒理学试验基础

任务一 食品毒理学试验的原则、局限性及基本目的

扫码"学一学"

👉 案例讨论

案例：2018 年 7 月，欧盟药品管理局发布公告，称中国某药业公司生产的缬沙坦原料药被检测出含有一种 N－亚硝基二甲胺（NDMA）的致癌物杂质，决定对该原料药展开评估调查，并要求召回采用该原料药生产的缬沙坦制剂。在海外召回的同时国内也要召回。涉事的药企发布公告称，经调查该杂质属于生产工艺产生的固有杂质，含量极微，但却被发现含有基因毒性。

问题：1. 如何开展未知物质毒理学试验？

2. 如何将毒理学评价动物实验结果外推至人体？

一、试验的原则

在毒理学的试验中，有三个基本的原则。

（一）第一个原则

化学物对实验动物产生的作用，可以外推于人。以单位体表面积计算在人体产生毒作用的剂量和实验动物通常相近似。而以体重计算则人通常比实验动物敏感，差别可能达 10 倍。因此可以利用安全系数来计算人的相对安全剂量。一般认为，如果某一化学物对几个物种实验动物的毒性是相同的，则人的反应也可能是相似的。

（二）第二个原则

实验动物必须暴露于高剂量，这是发现对人潜在危害的必需的和可靠的方法。此原则是根据质反应的概念，随剂量或暴露增加，群体中效应发生率增加。毒性试验的设计并不是为了证明化学物的安全性，而是为了表征化学物可能产生的毒作用。在毒理学试验中，对相对较少的实验动物必须以较高剂量进行试验，然后根据毒理学原则外推估计低剂量暴露的危险性。

（三）第三个原则

成年的健康（雄性和雌性未孕）实验动物和人可能的暴露途径是基本的选择。选用成年的健康（雄性和雌性未孕）实验动物是为了使试验结果具有代表性和可重复性。以成年的健康（雄性和雌性未孕）实验动物作为一般人群的代表性试验模型，而将幼年和老年动物、妊娠的雌性动物、疾病状态作为特殊情况另做研究。这样可降低试验对象的多样性，减少试验误差。同时，毒理学试验中染毒途径的选择，应尽可能模拟人接触该受试物的方式。

二、试验的局限性

用实验动物的毒理学试验资料外推到人群接触的安全性时，会有很大的不确定性。这是因为，外源化学物的毒性作用会受到许多因素的影响。

实验动物和人对外源化学物的反应敏感性不同，有时甚至存在着质的差别。虽然在毒理学试验中通过选用两种或两种以上的动物，并尽可能选择与人对毒物反应相似的动物，但要完全避免物种差异是不可能的。而且，实验动物不能述说涉及主观感觉的毒效应，如疼痛、腹胀、疲乏、头晕、眼花、耳鸣等，这些毒效应就难以或不可能被发现。在动物实验中，可观察其体征，但没有症状。

在毒理学试验中，为了寻求毒作用的靶器官，并能在相对少量的动物上就能得到剂量－反应或剂量－效应关系，往往选用较大的染毒剂量，这一剂量通常比人实际接触的剂量要大得多。有些化学物在高剂量和低剂量的毒性作用规律并不一定一致，如大剂量下出现的反应有可能是由于化学物在体内超过了机体的代谢能力，这就存在高剂量向低剂量外推的不确定性。

毒理学试验所用动物数量有限，那些发生率很低的毒性反应，在少量动物中难以被发现。而化学物一旦进入市场，接触人群往往会很大。这就存在小数量实验动物到大量人群外推的不确定性。

实验动物一般都是实验室培育的品系，一般选用成年健康动物，反应较单一，而接触人群可以是不同的人种、种族，而且包括年老体弱及患病的个体，在对外源化学物毒性反应的易感性上存在很大差异。

以上这些都构成了从毒理学动物试验结果向人群安全性评价外推时的不确定因素。

三、试验的基本目的

毒理学试验的常规部分是毒性评价或安全性评价试验。为了对受试物的毒性进行全面的测试，增强测试结果的可靠性，权威机构规定了评价程序，以保证毒性评价研究可以达到普遍能接受的最低要求和原则。毒理学家认为毒理学试验程序应该有一定的灵活性。对毒理学试验的原理和设计思路的深入理解，有助于研究者对评价程序的实施，在发现新的现象或线索时，可进行一些补充试验来证实，并可进一步研究其机制。毒性评价或安全性评价方面的基本目的包括以下几点。

1. 受试物毒作用的表现和性质 在急性和慢性毒性试验中，观察受试物对机体的有害作用，对有害作用的观察应该是对每个实验动物进行全面的、逐项的观察和记录。发现有害作用是进行剂量－反应（效应）研究的前提。

2. 剂量－反应（效应） 研究剂量－反应（效应）研究是毒性评价和安全性评价的基础。通过对不同有害作用的剂量－反应（效应）研究，可以得到该受试物的多种毒性参数。在急性（致死性）毒性试验中，应该得到 LD_{50}，也可得到 LD_{01} 和 MTD。在急性非致死性毒性试验中，应该得到急性可观察到有害作用的最低剂量（LOAEL）和未观察到有害作用的剂量（NOAEL）。在亚急性、亚慢性及慢性毒性试验中，应该得到相应的 LOAEL 和 NOAEL。在致突变、致癌和致畸等特殊毒性试验中，剂量－反应（效应）研究将为确定受试物是否具有这些特殊毒性提供依据。在致畸试验也可得到 LOAEL 和 NOAEL；在致突变、致癌试验中，尽管认为是无阈值的，但也可得到表观的 LOAEL 和 NOAEL。

3. 确定毒作用的靶器官 确定受试物有害作用的靶器官，是毒理学研究的重要目的，以阐明受试物毒作用的特点，并为进一步的机制研究和毒性防治提供线索。

4. 确定损害的可逆性 一旦确认有害作用存在，就应研究停止接触后该损害是否可逆和消失，器官和组织功能是否能恢复，还是像化学致癌作用那样停止接触后损害继续发展。毒性的可逆性关系到对人的危害评价，如果受损的器官组织能够修复并恢复正常功能，则可能接受较高危险性的接触水平。

当然，毒理学研究还可能有其他的目的和要求，例如毒作用的敏感检测指标和生物学标志、毒作用机制研究、受试物的毒物动力学和代谢研究、中毒的解救措施等。对这些要求，应扩展常规试验的设计以包括有关的项目，或者另外设计和进行靶器官毒理学研究及机制毒理学研究。

任务二 实验动物的选择和处理

毒理学的动物实验是以实验动物作为研究对象的，为获得可靠的研究结果，先决条件是正确地选用实验动物。

扫码"学一学"

一、实验动物物种的选择

外源化学物的固有毒性往往在人和不同物种实验动物之间表现不同，物种差别可以表现在量方面，引起毒性的剂量差别，即毒性大小的差别。物种差别也可以表现在质方面（毒性效应的差别），如除草剂百草枯（对草快）可引起人肺损伤，而对狗则未有损伤。因此，需要对实验动物物种进行选择。物种间毒性反应的差别，可能归纳为解剖与生理学差异、遗传与代谢的差异等。

对实验动物物种选择的基本原则是：①选择对受试物在代谢、生物化学和毒理学特征与人最接近的物种；②自然寿命不太长的物种；③易于饲养和试验操作的物种；④经济并易于获得的物种。

在选择实验动物时存在固有的限制。可利用的物种不多，主要原因包括经济（购买和饲养的费用）条件，实验动物的寿命、行为和生活能力、处置，也许最重要的是对该物种"正常"生理和病理的资料，以及对所研究的毒性的敏感性。要利用对受试物在代谢、生物化学和毒理学特征与人最接近的物种，这就需要了解实验动物物种和人对受试化学物的吸收、生物转化等资料，但这往往并不切合实际，因为首先需要进行一系列的比较研究，而对人体的资料在动物实验之前是很难得到的。

在毒理学研究中常用的实验动物物种有大鼠、小鼠、豚鼠、兔、狗。其他可能用到的实验动物有地鼠、猕猴、小型猪、鸡等。其中，大鼠、小鼠、豚鼠和地鼠为啮齿目动物。常用实验动物生物学和生理学参数见表5-1。

表5-1 常用实验动物生物学和生理学参数

参数	猴	狗	猫	兔	大鼠	小鼠	豚鼠	地鼠
成体体重（kg）	3.5	14.0	3.3	3.7	0.45	0.035	0.43	0.12
寿命（a）	16	15	14	6	3	1.5	31	
水消耗（mL/d）	450	350	320	300	35	6	145	30
饲料消耗（g/d）	150	400	100	180	10	5	12	10
成体代谢（kcal/d）	158	80	80	110	130	600	100	250
体温（℃）	38.8	38.9	38.6	39.4	38.2	37.4	38.6	38.0
呼吸频率（次/分）	50	20	25	53	85	160	90	83
	(40~60)	(10~30)	(20~30)	(40~65)	(65~110)	(80~240)	(70~100)	(35~130)
心率（次/分）	200	100	120	200	328	600	300	450
血压 mmHg (收缩/舒张)	159/127	148/100	155/100	110/80	130/90	120/75	77/50	108/77
出生体重（g）	500~700	1100~2200	125	100	5~6	1.5	75~100	2.0
断乳时体重（g）	4400	5800	3000	100~1500	40~50	10~12	250	35
开眼（天）	出生当天	8~12	8~12	10	10~12	11	出生当天	15
妊娠（天）	168	63	63	31	21	20	67	16
性周期（天）	28	22	15~28	15~16	4~5	4~5	16~19	4
动情期（天）	1~2	7~13	9~19	30	1	1	1	1
窝数量	1	3~6	1~6	1~13	6~9	1~12	1~5	1~12
断乳年龄（周）	16~24	6	6~9	8	3~4	3	2	3~4
生殖年龄（月）	54	9	10	6~7	2~3	2	3	2
生殖期（年）	10~15	5~10	4	1~3	1	1	3	1
生殖季节	任何时间	春,秋	冬季2~3个月	任何时间	任何时间	任何时间	任何时间	任何时间
所需面积（ft2）*	6	8	3	3	0.4	0.4	0.7	0.34
环境温度（℃）	18~28	18~28	18~28	18~28	19~25	19~25	19~25	19~25
血容量（mL/kg）	75	79	60	53	65	80	75	85
凝血时间（s）	90	180	120	300	60	14	60	143
HCT（%红细胞）	42	45	40	42	46	41	42	50
Hb（g/dl）	12.5	16.0	11.8	13.6	14.8	16.0	12.4	12.0

注：* 所需面积（ft2），及为英尺，1 ft = 30.48 cm。

以上所述毒理学试验常用的实验动物各物种中，实际上没有一种完全符合上述物种选择的原则，目前常规选择物种的方式是利用两个物种，一种是啮齿类，另一种是非啮齿类。系统毒性研究最常用的啮齿类是大鼠和小鼠，非啮齿类是狗。豚鼠常用于皮肤刺激试验和致敏试验，兔常用于皮肤刺激试验和眼刺激试验。遗传毒理学试验多用小鼠，致癌试验常用大鼠和小鼠，致畸试验常用大鼠、小鼠和兔，迟发性神经毒性试验常用母鸡。一般假设，如以与人相同的接触方式、大致相同的剂量水平，在两个物种有毒性反应，则人有可能以相同的方式发生毒性反应。当不同物种的毒性反应有很大的差异时，必须研究外源化学物在不同物种的代谢、动力学及毒作用机制，然后才可将试验结果外推到人。

二、实验动物品系的选择

品系是实验动物学的专用名词，指用计划交配的方法，获得起源于共同祖先的一群动物。实验动物按遗传学控制可分为以下几类。

1. 近交系 指全同胞兄妹或亲子之间连续交配20代以上而培育的纯品系动物。如小鼠有津白Ⅰ、津白Ⅱ、615、DBA/1和DBA/2、BALB/C、C3H、C57B/6J、A和A/He等。

2. 杂交群 指两个不同的近交系之间有目的进行交配，所产生的第一代动物。

3. 封闭群 一个种群在五年以上不从外部引进新血缘，仅由同一品系的动物在固定场所随机交配繁殖的动物群。

根据实验动物遗传的均一性排序，近交系最高、杂交群次之、封闭群较低。不同品系实验动物对外源化学物毒性反应有差别，所以毒理学研究要选择适宜的品系，对某种外源化学物毒理学系列研究中应固定使用同一品系动物，以求研究结果的稳定性。

遗传毒理学一般利用啮齿类动物，主要是小鼠或大鼠。如果有合适的理由，其他物种也可接受。有的文献报告在小鼠骨髓微核试验MS/e品系比ddy、CD-1或BDF品系更敏感。但一般认为还没能证明某一品系对所有的遗传毒性物质比其他品系都敏感。在致癌试验中对实验动物的品系有一定的要求，特别重视有关病理损害的自发发生率。例如，某些大鼠品系垂体肿瘤发生率高，则不适用于靶器官为内分泌系统的毒性研究。又如B6C3F1雄小鼠肝肿瘤高发生率可能有碍于肝致癌反应的检测。

三、对实验动物微生物控制的选择

按微生物控制分类，实验动物分为四级，见表5-2。对于毒性试验及毒理学研究应尽可能使用Ⅱ级（或Ⅱ级以上）的动物，以保证试验结果的可靠性。

表5-2 实验动物微生物等级

级别	要求
Ⅰ级	普通动物，应没有传染给人的疾病
Ⅱ级	清洁动物，除Ⅰ级标准外，种系清楚，没有该动物特有的疾病
Ⅲ级	无特定病原体动物（SPF），除Ⅱ级标准外，动物为剖腹产或子宫切除产、按纯系要求繁殖，在隔离器内或层流室内饲养，可有不致病细菌丛，没有致病病原体
Ⅳ级	无菌动物，在全封闭无菌条件下饲养的纯系动物，动物体外不带有任何微生物和寄生虫（包括绝大部分病毒）

四、个体选择

实验动物对外来化学物的毒性反应还存在个体差异，应注意实验动物的个体选择。

（一）性别

同一物种、同一品系的实验动物雌雄两性通常对相同外源化学物毒性反应类似，但雌雄两性对化学物的毒性敏感性上存在着差别。如果已知不同性别的动物对受试物敏感性不同，应选择敏感的性别。如对性别差异不清楚，则应选用雌雄两种性别。如试验中发现存在性别差异，则应将不同性别动物的试验结果分别统计分析。

在遗传毒理学体内试验中，对性别的选择有几点建议：①对单个物种应用两种性别；②对单个物种应用两种性别，除非已在一个性别得到阳性反应，就不必对另一种性别进行试验；③对单个物种应用两种性别，除非经毒物动力学研究证明受试物（和其代谢产物）在雄性和雌性无差别和（或）如果在确定剂量的预试验证明有相等毒性。此假定在非遗传毒性与遗传毒性之间相关；④对单个物种常规用一种性别（雄性或雌性），除非预期/证明存在性别差异。由于历史的原因 UDS 体内/体外试验常规用雄性大鼠。

一般来说，对于初次试验的受试物，应该采用两种性别。对大鼠和小鼠各一种性别进行试验可能比单个物种两种性别提供更好的危害鉴定，但这需要更多的资料来证明。

（二）年龄和体重

实验动物同人类一样，生命全程大体上可分为三个阶段，即幼年期（从出生到性成熟之前）、成年期和老年期。在成年期，各种激素（包括性激素）、代谢酶都处于高峰稳定期，并对外源化学物的毒性反应差异较小，且有代表性。在幼年期和老年期，对外源化学物的生物转运和生物转化，靶器官和受体的敏感性均与成年期不同。如有报道外源化学物对成年动物的致死剂量（或 LD_{50}）与新生动物比较，其比值在 0.002～16 之间，表明有的外源化学物对新生动物毒性低，也有的毒性强。毒理学试验选用实验动物的年龄取决于试验的类型。急性试验一般选用成年动物；慢性试验因试验周期长，应选用较年幼的或初断乳的动物，以使试验周期能覆盖成年期。实验动物的年龄应由其出生日期来定，但实际工作中常以动物的体重粗略地判断动物的年龄，作为挑选适龄动物的依据。同一试验中，组内个体间体重差异应小于10%，各组间平均体重差异不应超过5%。

（三）生理状态

在毒理学试验中动物如出现妊娠，则影响体重及其他指标的检测结果，并且性激素对外源化学物代谢转化有影响，故应选用未产未孕的雌性动物。雌雄动物应分笼饲养，但在某些试验如显性致死试验、致畸试验及繁殖试验等，则需有计划地合笼交配。

（四）健康状况

实验动物的健康状态对毒理学试验结果有很大的影响，因此应选用健康动物。对于实验动物微生物控制的选择，实际上是选择健康状况的一个重要指标，健康个体的选择还包括其他方面。健康动物应发育正常、体形健壮，无外观畸形，被毛浓密、有光泽、顺贴而不蓬乱、行动灵活、反应敏捷，眼睛明亮有神，表皮无溃疡和结痂，天然孔道干净无分泌物等。

为确保选择健康动物，一般在试验前观察 5～7 天。合理的全营养饲料对维持实验动物健康和正常的生理活动是至关重要的。高温与低温时外源化学物的毒性一般比常温高。气温升高而毒性增大，这种毒性变化可能是由于温度影响毒物动力学所致。高温、高湿环境共存时皮肤更易于外源化学物经皮肤吸收。

人工昼夜周期，即使动物处于人工调控的 12 小时白昼（早 6 点至晚 6 点）及 12 小时黑夜（晚 6 点至次日早 6 点），以稳定其生物时间节律。在正常、健康的动物每天 24 小时的生理规律不尽相同，即存在着生物时间节律，对外源化学物的毒性反应也有昼夜性时间变化，因此出现毒理学新的分支学科，称为时间毒理学。由于动物存在时间节律，外源化学物在不同时间表现的毒性反应有差别，所以在毒理学实际工作中，尤其是进行亚慢性和慢性染毒时，每日的染毒时间应固定一致，以防止出现时间不同对毒性产生影响。而且采取动物生物样品（如血、尿等）进行各种指标的化验或一些生理功能的检查（如血压、体温等）也应固定时间。

根据我国相关法规和有关规定，国家实行实验动物的质量监督和质量合格证制度。实验动物的保种、饲育、供应和应用单位，由各级医学动物管理委员会进行定期监督、监测，并颁发实验动物和试验设施的合格证书（有效期 5 年）。应用的实验动物必须有完整的资料。进行动物实验的人员应经培训，取得资格认可（上岗证）。实验动物的饲养设施、环境条件及饲料等必须符合有关的国家标准。

任务三　实验动物的染毒和处置

扫码"学一学"

一、动物试验前的准备

实验动物在购进之后，应雌雄分开饲养。一般应进行 5～7 天的检疫，在此期间应多次观察动物，及时剔除不健康的动物。观察期结束，将实验动物按实验设计的要求进行标记和分组。

实验动物的标记方法对啮齿动物常用染色法，可用苦味酸（黄色）、品红（红色）的乙醇饱和溶液在动物被毛上染色，不同的颜色和染色部位表示不同的编号，可标出 1～99 号。由于被毛上颜色会逐步消失，故需重复染色。对啮齿动物还可用剪耳法标记。对狗等大动物一般用挂牌法。

扫码"看一看"

实验动物分组的原则上要求所有的动物分配到各剂量组和对照组的机会均等，避免主观选择倾向，减少偏性，以保证结果的准确可靠。正确的分组方法是随机分组。实验动物按性别、体重顺序编号，然后利用统计学的随机数字表，按完全随机分组法或配伍组随机分组法，将实验动物分配到各剂量组和对照组。然后应计算各组实验动物体重的均值和标准差，必要时可将实验动物适当调组，以使各组实验动物体重的均值的差别不超过允许范围。

二、受试物和样品的准备

应了解受试物的纯度及杂质成分，了解受试物的化学结构和理化性质，特别是其挥发性和溶解性。查阅文献，检索与受试物化学结构和理化性质相似的化合物的毒性资料，以作参考。对各个毒理学试验应该用同一种、同一批号受试物。受试物成分和配方必须固定，如是异构体混合物，异构体比例必须固定。活性成分的百分含量和可检测的杂质的浓度也应固定。受试物在贮存期内的稳定性和在饲料中的稳定性必须进行研究并报告。受试物应一次备齐全部试验的用量。

染毒前根据染毒途径的不同，应将受试物制备成一定的剂型。常用的是制备成水溶液、油溶液或混悬液。对溶剂和助溶剂的要求是，所用的溶剂或助溶剂应该是无毒的，与受试物不起反应，受试物在溶液中应稳定。对水溶性受试物，体内试验的适当溶剂为水（经口染毒）和等渗盐水（胃肠道外染毒）。水不溶性受试物应溶于或悬浮于适当的有机溶剂中。天然植物油（如玉米油、橄榄油）可以用作为溶剂，有两个缺点，一是不能保证得到成分完全一致的植物油，二是植物油中的抗氧化剂成分等可影响受试物的毒性/遗传毒性。二甲基亚矾（DMSO）不适用于体内试验，其毒性较高，并且溶于 DMSO 的受试物在染毒后会出现沉淀。

新药安全性评价推荐混悬液赋形剂为 0.5% 羧甲基纤维素钠或 10% 阿拉伯树胶；受试物溶液应新鲜配制，除非已证明贮存稳定。外源化学物用溶剂稀释，一般讲浓溶液比稀溶液毒性大，但是有的外源化学物稀释之后毒性反而增加，即存在所谓"稀释毒性"，其原因尚不清楚。

在准备染毒制剂时的要点：①在准备制剂时加热受试物不应接近改变其化学性质或物理性质的温度；②如受试物为固体，并且评价其对皮肤的毒性，应保持其形状和颗粒大小；③多成分的受试物（混合物）应按配方配制，以使染毒制剂准确地反映原混合物（即其成分不应被选择性地悬浮或溶解）；④制剂应保持化学稳定性和受试物的一致性；⑤制剂应减少总试验容积，利用溶剂或赋形剂的量不应过多；⑥制剂应易于准确染毒；⑦如可能，制剂 pH 应为 5～9；⑧不应用酸或碱使受试物解离（基于保护动物的原因，并避免改变肠道或肾小管内的 pH）；⑨如果应用非胃肠道途径，终溶液应尽可能接近等渗。

对于各种染毒途径的最大容积，以受试的实验动物物种或制剂来确定。一般规定，染毒最大容积为：①经口 20 mL/kg（对空腹动物）；②经皮 2 mL/kg（根据体表面积计算，限于染毒的准确性）；③静脉 1 mL/kg（5 分钟以上）；④肌内注射 0.5 mL/kg（一个部位）；⑤每眼 0.01 mL；⑥直肠 0.5 mL/kg；⑦阴道，大鼠 0.2 mL，兔 1 mL；⑧吸入 2 mg/L；⑨猴或狗每鼻孔 0.1 mL。染毒的通常容积（最大容积）：小鼠，灌胃为 0.2（1.0）毫升/只，腹腔注射为 0.2（1.0）毫升/只，肌内注射为 0.1（0.2）毫升/只，静脉注射为 0.2（0.5）毫升/只，皮下注射为 0.1（0.5）毫升/只；大鼠，灌胃一般不超过 5 毫升/只，腹腔注射为 1.0（3.0）毫升/只，肌内注射为 0.2（0.5）毫升/只，静脉注射为 1.0（2.0）毫升/只，皮下注射为 0.5（1.0）毫升/只；狗，灌胃为 50 mL/10 kg 体重，腹腔注射为 5.0（15.0）毫升/只，肌内注射为 2.0（5.0）毫升/只，静脉注射为 5.0（15.0）毫升/只，皮下注射为 3.0（10.0）毫升/只。各种规范可能有不同的规定，应按规定进行。

三、染毒途径

毒理学试验中染毒途径的选择，应尽可能模拟人在接触该受试物的方式。最常用的染毒途径为经口、经呼吸道、经皮及注射途径。不同途径的吸收速率，一般是静脉注射＞吸入＞肌内注射＞腹腔注射＞皮下注射＞经口＞皮内注射＞其他途径（如经皮等）。

（一）经口（胃肠道）染毒

常用有灌胃、喂饲和吞咽胶囊等方式。

1. 灌胃　将受试物配制成溶液或混悬液，以注射器经导管注入胃内。一般灌胃深度从口至剑突下，最好是利用等容量灌胃法，即将受试物配制成不同浓度，实验动物单位体重的灌胃容量相同。大鼠隔夜禁食，小鼠可禁食4小时（因小鼠消化吸收和代谢速度较快），均不禁饮水；灌胃后2~4小时提供饲料。经口多次染毒，一般不禁食，但应每日定时染毒。灌胃法优点是剂量准确；缺点是工作量大，并有伤及食道或误入气管的可能。

2. 吞咽胶囊　将一定剂量的受试物装入胶囊中，放至狗的舌后部，迫使动物咽下，此法剂量准确，适用于易挥发、易水解和有异味的受试物。

3. 喂饲　将受试物掺入动物饲料或饮水中供实验动物自行摄入。饲料中掺入受试物不应超过5%，以免造成饲料营养成分改变而影响实验动物的生长发育。喂饲法符合人类接触受试物的实际情况，但缺点多，如适口性差的受试物，实验动物拒食；易挥发或易水解的受试物不适用。而且，实验动物应单笼喂饲，以食物消耗量计算其实际染毒剂量。

（二）经呼吸道染毒

经呼吸道染毒可分为吸入染毒和气管内注入染毒。

1. 静式吸入染毒　将一定数量的啮齿类动物放在密闭的染毒柜中，加入易挥发的液态受试物或气态受试物成一定浓度。一般50升的染毒柜接触2小时，可放小鼠6~10只或大鼠1只。静式吸入染毒简易，但缺点较多，主要是随试验进行氧分压降低（实验动物数量有限制），柜内受试物浓度也逐渐下降（由于动物吸入消耗、为被毛及染毒柜壁吸附所致），而且实验动物有经皮吸收的可能。静式吸入染毒多以计算方法得到染毒柜内受试物浓度，以 mg/m^3 表示。

2. 动式吸入染毒　由染毒柜、机械通风系统和配气系统三部分构成。对设备的要求较高，优点是在染毒过程中染毒柜内氧分压及受试物浓度较稳定，缺点是消耗受试物的量大，并易于污染环境。动式吸入染毒又分为整体接触和口鼻接触两种。动式吸入染毒柜中受试物的浓度应实际监测。

3. 气管内注入染毒　实验动物在麻醉后，将受试物注入气管，使之分布至两肺。此法用于建立急性中毒模型及尘肺研究。

（三）经皮肤染毒

经皮肤染毒的目的有两种。一种是经皮染毒毒性试验，如经皮 LD_{50} 测定常用大鼠，皮肤致癌试验常用小鼠。另一种是皮肤刺激和致敏试验，皮肤刺激试验常用兔和豚鼠，皮肤致敏试验用豚鼠。试验前用机械法（剃毛）或化学法（硫化钠或硫化钡）脱毛。要求是不应损伤脱毛区的表皮，脱毛区面积不大于动物体表面积的10%~15%。于脱毛后24小时涂抹一定量受试物，盖上一层塑料薄膜，再用无刺激性的胶布固定，接触规定的时间。

（四）注射染毒

注射用药品，应以注射途径染毒，对大小鼠可用静脉注射，对非啮齿类可模拟临床用药途径，如狗可用后肢隐静脉注射，而啮齿类的尾静脉和肌内注射难以多次染毒，必要时可改为皮下注射。注射染毒，应调整受试物的 pH 及渗透压，pH 应5~8，最好是等渗溶液，动物对高渗的耐受力比低渗强。静脉注射应控制速度，大鼠尾静脉注射最好控制在 10 秒以上。腹腔注射在遗传毒理学试验中有时也用，但在致畸试验、肝 UDS 研究不应该用腹腔注射，以避免可能的损伤和局部高浓度对靶器官的影响。

四、实验动物处死及生物标本采集

1. 动物处死方法　应尽量减少因处死方法不当而影响对病理及其他指标的检查。大小鼠可用颈椎脱臼法，然后股动脉放血。兔、豚鼠、狗等一般用股动脉放血处死。应尽量采用适当的处死方法，减少实验动物的痛苦。

2. 生物标本采集　大小鼠如需血量小可用鼠尾采血，如需血量较多可用眼眶静脉丛采血或处死时股动脉放血采血。狗可用后肢隐静脉抽血。不影响动物生理功能的最大取血量为其总血量（50 mL/kg 体重）的 10%。采集尿液对大小鼠可用代谢笼，下部有粪尿分离器。对狗可用接尿法或导尿法。

3. 病理解剖和标本留取　毒性病理学检查是毒理学试验重要的组成部分，病理学研究有助于确定有害作用和靶器官。毒性病理学检查包括大体解剖和组织病理学检查两部分。急性毒性试验中在试验期中死亡或试验结束处死的动物都应进行尸体解剖，因为急性毒性试验的目的是得到有关可能的靶器官信息以及进行重复染毒试验剂量设计的信息。

（1）大体解剖　在实验动物处死后半小时内进行，解剖方法采用胸腔、腹腔脏器联出法。应观察有关脏器的外形和表面情况、颜色、边界和大小、质地、切面。对指定的脏器称重，并计算脏器系数。

（2）组织病理学检查　对指定的器官或组织用锋利的剪刀取材，应统一取材部位。组织块一般在 10 倍体积的 10% 福尔马林中固定，此后做常规制片（组织石蜡包埋、切片、HE 染色）。应详细记录显微镜下观察到的病变，并作出病理诊断。必要时，请其他的病理学家对有疑问的或有争论的发现进行复查。利用特殊染色、组织化学及电子显微镜技术可有助于毒作用机制的研究。

任务四　食品毒理学试验的设计

扫码"学一学"

一、体内毒理学试验设计

（一）剂量分组

在毒理学试验中，最重要的就是研究剂量 – 反应（效应）关系，也就是当外源化学物染毒剂量增加，实验动物的毒性反应（效应）随之而增强。剂量 – 反应（效应）关系的存在是确定外源化学物与有害作用的因果关系的重要依据，也可证明试验结果的可靠性。因此，在毒理学试验中，一般至少要设 3 个剂量组（即高剂量组、中剂量组、低剂量组），希望能得到满意的剂量 – 反应（效应）关系。

一般要求，高剂量组应出现明确的有害作用，或者高剂量组剂量已达到染毒的极限剂量（如大鼠、小鼠灌胃或注射的最大容量）。低剂量组应不出现任何可观察到的有害作用（即相当于 NOAEL），但低剂量组剂量应当高于人可能的接触剂量，至少等于人可能的接触剂量。中剂量组的剂量介于高剂量组和低剂量组之间，应出现轻微的毒性效应（即相当于 LOAEL）。高、中、低剂量组剂量一般按等比例计算，剂量间距应为 2 或 $\sqrt{10}$，低剂量组剂量一般为高剂量组剂量的 $1/10 \sim 1/20$。

亚慢性毒性试验的高剂量应该用急性毒性的 LD_{50} 的某个分数或 LD_{01}。在长期或致癌试验中，最高剂量选择为由亚慢性毒性试验确定的最大耐受剂量（MTD），毒动学或代谢资料可能有助于决定剂量，特别是有受试物或其代谢产物的蓄积或有剂量依赖性解毒改变的证据。在无毒性情况下，对限度剂量的例外是基于该途径的最大染毒容量。毒理学试验常用的对照有 4 种。

1. 未处理对照组　对照组不施加任何处理因素，不给受试物也不给以相应的操作。未处理对照组往往用于遗传毒理学试验中，确定指示生物的生物学特征的本底值，进行质量控制。

2. 阴性（溶剂/赋形剂）对照　不给处理因素但给以必须的试验因素（溶剂/赋形剂），以排除此试验因素（溶剂/赋形剂）的影响，阴性对照作为与染毒组比较的基础。没有阴性对照组就不能说明受试物染毒与有害作用之间的关系。例如，在试验中，染毒各剂量组实验动物出现某些异常、甚至死亡；如果阴性对照组没有发现异常，可以认为此种异常和死亡是由于受试物的毒作用；如果阴性对照组也出现同样的异常和死亡，则应考虑是由于实验动物患某种传染病或其他非试验因素所致，必须重新进行试验。

3. 阳性对照　用已知的阳性物（如致突变物）检测试验体系的有效性。阳性对照组最好与受试物用相同的溶剂、染毒途径及采样时间。在遗传毒理学试验、致畸试验和致癌试验中都使用阳性对照组，阳性对照组是用已知的致突变物、致畸物或致癌物染毒，应该得到肯定的阳性结果（即致突变性、致畸性或致癌性）。这是由于这些试验，特别是遗传毒理学试验的变异较大，为了进行质量控制而设置阳性对照组。当同时进行的阴性（溶剂/赋形剂）对照组不能得到阴性结果，阳性对照组不能得到阳性结果，说明此次试验质量有问题，全部数据无效，必须重新试验。在遗传毒理学试验中，阳性对照与受试物应该用同样的途径和溶剂/赋形剂，但如有困难，则不同的染毒途径、不同溶剂/赋形剂也可以接受。

4. 历史性对照　由本实验室过去多次试验的对照组数据组成，上述三种对照都可构成相应的历史性对照。历史性对照的最好用途是通过同质性检验检查试验体系的稳定性，即进行实验室质量控制和保证。由于试验毒理学的各种参数至今尚没有公认的参考值，因此历史性对照均值及其范围在评价研究结果时至为重要。

以上所述适用于大多数的毒理学体内试验。在急性毒性试验测定 LD_{50} 或 LC_{50} 时，剂量组数根据选用的设计和统计学方法而定，可以是 4 组，也可以是 5 ~ 7 组。根据预试验结果，希望所设计的中间剂量组的剂量与最后得到的 LD_{50}（LC_{50}）接近。由于急性毒性试验的观察指标是死亡，并伴有严重的中毒症状，对于有经验的试验者可以不设阴性对照组。当然，如果使用了一种不常用的溶剂或者要测定某种其他的参数如 MTD、急性 LOAEL 和 NOAEL，则需要设置阴性对照组。

（二）各组动物数

毒理学安全性评价试验各组动物数取决于很多因素，如试验目的和设计，要求的敏感度、实验动物的寿命、生殖能力，经济的考虑及动物的可利用性。各组动物数的设计应考虑统计学的要求。

（三）试验期限

某些试验（如致畸试验和多代生殖试验）的试验期限是由受试实验动物物种或品系而决定的，而其他毒性试验的期限在某种程度上由定义所决定。如急性毒性是一次或1天内多次染毒观察14天，亚慢性毒性试验规定为染毒持续至实验动物寿命的10%，对大鼠和小鼠为90天，对狗应为1年。慢性毒性试验或致癌试验一般规定为持续至实验动物寿命的大部分。又可分为两类：①规定试验期限的试验；②直到最敏感的组死亡率达到某一水平（通常为80%）的试验。

二、体外毒理学试验设计

此处简要讨论在遗传毒理学体外试验共同考虑的几个问题。

1. 测定受试物溶解性 应该测定受试物在试验介质中的溶解性。已注意到在试验系统暴露期内，受试物的溶解性可能改变，因为存在细胞、S9、血清等。因此，在试验开始和结束时评价溶解性是有意义的。溶解性限度就是出现沉淀的最低浓度。

2. 试验最高剂量的推荐 对可溶性受试物浓度高于10 mmol/L时可因高渗透压在哺乳动物细胞引起损伤或人工假象，对细菌则无此影响。在大多数情况下，可溶性受试物的试验上限应该是：①对哺乳动物细胞为10 mmol/L或5 mg/mL；②对细菌试验为5 mg/平板。当受试物供应困难或非常昂贵（如生物药剂）时，最高剂量低于10 mmol/L或5 mg/mL是可以接受的。

对不溶性受试物最高浓度的推荐有争论，日本学者的资料表明，有的受试物仅在沉淀剂量于细菌试验和染色体畸变试验中出现遗传毒性。哺乳动物细胞具有吞噬作用，细菌不具有吞噬作用。一般认为无毒性的可溶于适当的溶剂而不溶于试验培养液（介质）中的受试物，最高浓度应是溶解性限制（即产生沉淀的最低浓度），但不应干扰终点的计数。

对于有毒性的受试物，最高浓度在细菌试验中应该是明显显示毒性的剂量，对哺乳动物细胞试验最高剂量，基因突变试验应达到10%～20%存活率，而染色体畸变和UBS试验应达到50%存活率。

对于没有适当溶剂，完全不溶的受试物，则可以按5 mg/平板或10 mmol/L（5 mg/mL）进行试验以检测杂质的致突变性。也可以采用生理盐水提取物进行试验。

3. 代谢活化 代谢活化常规使用Aroclor 1254（多氯联苯1254）预处理的雄性成年大鼠肝匀浆90 kg离心上清液（S9），及相应的辅因子（NADPH再生系统）。由于各国禁用限用多氯联苯，可用苯巴比妥和β-萘黄酮联合诱导制备S9。对体外哺乳动物细胞试验，还可利用大鼠肝原代培养细胞等作为代谢活化系统。

4. 阳性对照 阳性对照的剂量应选择其剂量-反应的直线部分，并且构成历史性资料（历史性对照），并以其作为试验质量控制的措施之一。

5. 重复 由质控良好的试验得到明确的阴性结果和阳性结果，不强调要求重复。可疑结果则应重复试验，最好改变剂量范围或剂量间隔、改变S9浓度或改变试验方法进行重复。

扫码"学一学"

任务五　毒理学试验结果处理和分析

在毒理学试验的设计和实施中应贯彻试验设计的对照、随机和重复的原则，试验的各剂量组所得到的结果应与阴性对照组比较。根据试验结果（指标）的变量类型是数值变量（计量资料）还是分类变量（计数资料），选用不同的统计分析方法。近年来，随着毒理学研究方法的发展，也对生物统计学提出了更高的要求。

在评价毒理学试验的结果时，应综合考虑生物学意义和统计学意义。统计检验的假设是关于总体特征的假设，检验方法是以统计量的抽样分布为根据的，得到的结论是概率性的，不是绝对的肯定或否定，不等同于有或无生物学意义。对试验结果作出科学的判断和解释，应该根据统计学分析的结果、生物学知识和经验。

统计学观点及方法在毒理学试验的设计和结果评价中起关键的作用，毒理学试验的发展也促进了生物统计学的发展。毒理学试验统计学评价的主要进展是剂量－反应关系研究和对离差数据的统计。

一、毒理学试验设计的统计学要求

毒理学试验的设计应遵循随机、重复及对照三个原则，要求各观察值具有代表性，并且是相互独立的。

毒理学试验的数据通常是由剂量水平和相应观察值组成的二维关系型数据。毒理学试验处理组与阴性对照组观察值均数的比较，如果资料可拟合某种分布，则适用于参数检验，其敏感度和效率高于非参数检验；如资料不能拟合某些已知的分布，则应进行数据转换，以满足正态性和方差齐性。如果任何变换都不能改善数据的分布，可能存在个别可疑值，应予以识别和剔除。此外，可使用不依赖总体分布模型的非参数统计分析。

一种毒理学试验资料可以有若干种正确的统计学分析方法，但可能不存在唯一正确的方法。其原因主要是表面上不同的统计学分析方法常以相同的统计学概念和模型为基础。另外，利用不同的统计学方法来评价毒理学试验资料缺乏比较研究。

二、对常规毒理学试验资料推荐的统计学方法

1. 体重和器官重量　体重常是毒性效应最敏感的指标之一。如果每组样品量足够大（10 或 10 个以上），可用下述方法。①器官重量计算为体重的百分比；②按体重或体重改变分析。如在试验开始，动物随机化分组（各组体重均数差别无显著性，各组所有的动物体重在总平均体重的 2 个 SD 之内），利用体重改变分析比较好；③对各组资料利用 Bartlett 方差齐性试验，检测方差齐性。根据方差齐性或不齐，决定进一步的统计学检验。如果样本量较小，可利用 Kruskal – Wallis 非参数检测。

2. 临床化学　过去一般用 t 检验或 ANOVA，但并非是最适当的方法。因为这些生化参数很少是彼此独立的。通常，所研究的并不是单独某一个参数，而是与靶器官毒作用有关的一组参数。这时应该不只是注意其中一个参数的增高，而是全部 3 个参数。而血清电解质（如钠、钾、钙）常相互影响，一种降低常伴另一种增加。而且资料的性质，由于这些参数的生物学性质或测定的方法，常不服从正态分布（为偏态分布）或为非连续的，如肌

苷、钠、钾、氯、钙和血尿素氮。临床化学资料适用的统计学方法：①ANOVA、Bartlett 检验和（或）F 检验、t 检验，适用于钙、葡萄糖、BUN、肌苷、胆碱酯酶、总蛋白、白蛋白、HBDH、ALP、CPK、LDH、ALT、AST 及血红蛋白。②Kruskal - Wallis 非参数 ANOVA 适用于总胆红素、GGT。

3. 血液学 不同物种、品系的实验动物血液学检查的数据，所服从的分布也可能是不同的。这些参数的大部分是相互有关的，并依赖于所用的测定方法。RBC 数、血小板数和 MCV 可用仪器测定，数据适用于参数检验。红细胞压积（HCT）是由 RBC 和 MCV 得到的计算值，故依赖于此两个参数；但如直接测定，也可用参数检验。

血红蛋白是直接测定的并是独立的连续数据。但如同时存在血红蛋白的多种形态（氧血红蛋白、脱氧血红蛋白、高铁血红蛋白等），则可能不是典型的正态分布，而呈多模型分布。此时可用 wilcoxon 检验或多重秩和检验。

WBC 总数服从正态分布，并适用于参数检验。而 WBC 的分类或报告为百分比或乘以 WBC 总数得"绝对"分类 WBC 数。这些资料，特别是嗜酸性粒细胞不符合正态分布，应该用非参数统计。

应注意，单个参数的变化很少有生物学意义，因为这些参数是相互有关的，应注意发现并分析预期的参数变化谱。

4. 组织病理学损害发生率 在亚慢性和慢性毒性试验，强调了组织病理学检查。统计学分析是评价处理组动物组织病理学损害发生率是否高于对照组动物。除了癌发生率外，也应注重发现其他病理损害。在处理组和对照组动物病理损害发生率比较常用卡方检验或 Fisher 精确检验。利用双侧检验还是单侧检验取决于研究者的要求。对于多重比较可用 Bonferroni 法，而且可利用趋势检验来评价剂量 - 反应关系。

5. 生殖毒性 对生殖毒性的统计学分析，是以窝（或妊娠雌性动物）为试验单位，而不是幼体。生殖毒性试验一般可得 4 个变量：生育力指数（FI）、受孕指数（GI）、存活力指数（VI）和哺育指数（LI）。对这些变量，如样本数为 10 或 10 以上可利用 Wilcoxon - Mann - whitneyU 检验或 KrusKal - Wallis 非参数 ANOVA。如样本数小于 10，则可用 Wilcoxon 秩和检验（用于 2 组比较）或 Aruskal - wallis 非参数 ANOVA（用于 3 组或 3 组以上的比较）。

6. 致畸试验 每组应有 20 只妊娠动物。试验单位为窝，而不是胎体。如样本数为 10 或 10 以上，可近似为正态，利用参数检验（如卡方检验、t 检验或 ANOVA）、来评价结果。当样本数小于 10，可用非参数检验（Wilcoxon 秩和检验或 Kruskal - wallis 非参数 ANOVA）。此外，Wilcoxon - Mann - whitney U 检验也广泛用于致畸试验。

7. 饲料和染毒柜中受试物浓度分析 当受试物掺入饲料进行喂饲试验，或为气溶胶吸入试验，应定期测定饲料中受试物浓度和染毒柜中受试物气溶胶的浓度。采样应随机并有代表性。一般要求饲料或空气中浓度应在预定浓度的 ±10% 之内；显著增高的峰浓度可能超过代谢或修复系统能力，出现急性毒作用。如果不了解饲料/空气中真实的暴露水平，可能错误地解释该受试物的低水平慢性毒性。气溶胶颗粒直径分级采样可能得到分类资料（如 >100 μm，100 ~ 25 μm，25 ~ 10 μm，10 ~ 3 μm 等），这种资料应该用几何均数及其标准差来描述。

8. 致突变性试验 绝大多数遗传毒理学短期试验（STT）的观察值为计数资料（如突

变体数、畸变数、SCE 数）或是相对数（如存活细胞的突变频率），因此 STT 结果的统计学主要是对离散性资料的统计学推断。

拓展阅读

为什么用动物做实验

人类开展动物实验的初衷是为了了解和认识生命现象，怀疑和挑战宗教神学对人类思想的禁锢，这种探索和认识，形成了动物学、解剖学、生理学等基础生命科学理论。当对人体和动物正常解剖与生理的认识逐步清楚后，才开始疾病的预防和治疗研究。得益于动物实验，逐步形成了免疫学、微生物学、传染病学、病毒学等现代医学的理论体系。

人类与疾病的博弈中，霍乱、天花、脊髓灰质炎等传染病的暴发夺走了大量无辜的生命。科学家发现很多人类的疾病，在某些动物身上也会同样发生。在不能以人为实验对象的前提下，必须借助实验动物和动物实验，进行疾病机理和诊断治疗方法的研究，在安全、有效的情况下再推用到人类。

思考题

1. 毒理学毒性评价试验的基本目的有哪些？
2. 毒理学试验剂量分组的基本要求，为什么要设置对照组？
3. 毒理学试验染毒途径有哪些，选择的依据是什么？
4. 选择适宜的实验动物的原则是什么？
5. 影响外源化学物毒性反应的试验个体因素有哪些？

（李雅晶）

扫码"练一练"

项目六　一般毒性作用及其评价

　　一般毒性作用是指外源化学物在一定剂量、一定接触时间和一定接触方式下对动物机体产生的综合毒效应，这种综合毒效应的试验称为一般毒性试验。根据接触外源化学物的时间长短，可将产生的毒性作用分为急性毒性、亚慢性毒性和慢性毒性作用。相应地，按外源化学物接触时间长短所进行的观察和评价毒效应的试验即为急性毒性试验、亚慢性毒性试验和慢性毒性试验，通常也包括蓄积性毒性试验。它们是毒理学评价所依赖的主要资料来源，是进行外源化学物安全性评价和危险度评估的重要组成部分。此外，一般毒性试验还有助于阐明外源化学物毒作用的靶器官，为进一步研究外源化学物的特殊毒性作用提供线索。

任务一　急性毒性作用及其评价

📢 案例讨论

　　案例：四川省食品药品检验检测院唐静、阮若云、刘晓飞等在《蜜饯食品中二氧化硫的检测分析与健康风险评估》一文中表明，有4类蜜饯食品中某些物质容易超标（冬瓜条、桃干、梅干和杏干），其中梅干和杏干是属于二氧化硫残留量容易超标的食品，其二氧化硫残留量平均值分别为 0.82 g/kg 和 0.63 g/kg，基本上为国家规定标准限量（0.35 g/kg）的2倍以上；梅干和杏干对人体健康具有一定的毒性风险，受影响较大的是少年儿童，其次是成年女性。

　　问题：1. 如何对二氧化硫进行急性毒性评价？

　　　　　　2. 如果对二氧化硫进行安全性评价，应进行哪些准备工作？

扫码"学一学"

一、急性毒性基本概述

（一）急性毒性的概念

急性毒性是指机体一次接触或 24 小时内多次接触外源化学物后在短期内所引起的中毒效应，包括一般行为改变、外观改变以及死亡效应等。可通过图 6-1 理解定义中的"一次接触"或"多次接触"。

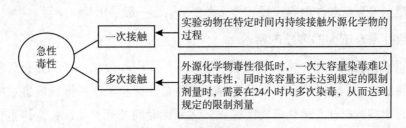

图 6-1 急性毒性概念分解

急性毒性试验常见的接触途径为经口、经呼吸道和经皮，食品毒理学试验常用《食品安全国家标准 急性经口毒性试验》（GB 15193.3—2014）。观察内容一般包括行为改变、外观改变以及死亡效应。国内外毒理学安全性评价程序中对急性毒性的观察期限有规定，一般为 7~14 天，可为 7~28 天。《食品安全国家标准 急性经口毒性试验》（GB 15193.3—2014）规定观察期限：一般观察 14 天，必要时延长到 28 天，特殊应急情况下至少观察 7 天。

（二）急性毒性试验的作用

急性毒性试验是评价外源化学物急性毒作用的试验，是认识和探讨外源化学物对机体毒作用的第一步，在毒理学试验中具有极其重要的作用。

1. 确定急性毒性强度 获得外源化学物以死亡为终点的毒性上限参数（如 LD_{50} 半数致死剂量或 LC_{50} 半数致死浓度），并根据 LD_{50} 或 LC_{50} 进行急性毒性分级和评价。

2. 确定损伤性质 观察动物中毒表现和死亡的情况，初步评价毒物对机体的毒效应特征、可能的靶器官、剂量-反应（效应）关系和对人体产生损害的危险性。

3. 提供资料 为亚慢性、慢性毒性试验研究以及其他毒理试验剂量设计和观察指标选择提供依据；为探讨毒作用机制提供初步资料。

二、急性毒性试验方法

目前，国内外对不同类型的外源化学物急性毒性试验的原则和要点都制定了相应的法律法规、标准、规范或指南，其基本原则和要点基本上是相似的。急性毒性试验最常见的染毒途径分别是经口、呼吸道和注射途径，经典急性毒性试验以死亡为其观察终点。试验设计包括以下内容。

（一）试验前准备

1. 受试物及处理 试验前应充分了解外源化学物的信息，包括化学结构、分子量、常温常压下的状态和特征，如纯度、杂质成分与含量、溶解性和挥发性等。检索与受试物化学结构和理化性质相似的化学物的毒性资料。急性毒性试验受试物配制的常用剂型为水溶液、混悬液和油溶液。受试物一般应在使用前新鲜配制，除非已证明溶液贮存是稳定的。

由于灌胃体积受实验动物体格的制约，同时考虑到体积因素对试验结果的影响，急性毒性试验最好采用等体积灌胃。

2. 实验动物选择 实验动物选择的原则是应尽量选择对外源化学物的代谢和毒性反应与人近似，易于饲养管理，试验操作比较简单，容易得到，价格低廉的动物品系。

（二）染毒方法

染毒途径的选择原则是尽量使受试物与人的实际接触途径一致。常见的接触途径为经口、经呼吸道、经皮肤和注射等途径。食品毒理学染毒一般采用经口染毒。

（三）急性毒性试验的观察内容

在急性毒性试验过程中，要全面观察动物的各种反应和变化，仔细分析实验动物染毒后出现的中毒表现、剂量效应和时间分布等。急性毒性试验观察和记录内容主要包括 4 个方面：①中毒出现的时间、体征及发生过程；②死亡时间及死亡情况；③体重变化；④解剖、生化及病理学变化。啮齿类动物急性中毒各系统的主要中毒表现见下表 6 − 1。

表 6 − 1　啮齿类动物急性中毒表现

器官和系统	中毒后常见表现
中枢神经和神经肌肉系统	体位异常、叫声异常、不安、呆滞、痉挛、抽搐麻痹、运动失调、对外反应过敏或迟钝
自主神经系统	瞳孔扩大或缩小、流涎或流泪
呼吸系统	鼻孔流液、鼻翼煽动、血性分泌物、呼吸深缓、呼吸过速、仰头呼吸
泌尿生殖系统	会阴部污秽、有分泌物、阴道或乳房肿胀
皮肤和毛	皮肤充血、发绀、被毛蓬松、污秽
眼	眼球突出、结膜充血、角膜浑浊、血性分泌物
消化系统	腹泻、厌食

（四）LD$_{50}$（LC$_{50}$）的计算

急性毒性试验的主要目的是获得外源化学物的 LD$_{50}$（LC$_{50}$）。LD$_{50}$（LC$_{50}$）计算有很多方法，要求经过统计分析得到 LD$_{50}$（LC$_{50}$）及 95% 可信限范围。常用的有改进寇氏法（Karber）、霍恩（Horn）法、Bliss 法和序贯法。

1. 改进寇氏法 1931 年 Karber 按面积法原理推出寇式计算法，即寇氏法，又称平均致死剂量法；根据剂量对数与死亡率呈 S 形曲线包含的面积推导出死亡率平均为 50% 的剂量。该法计算简便，准确率高，是较为常用的方法。本法要求在试验设计中每个染毒剂量组动物数相同，一般为 10 只，各剂量组组距成等比级数，死亡率成正态分布，最低剂量组死亡率 <20%，最高剂量组死亡率 >80%。

$$m = X_k - i\ (\sum p - 0.5) \tag{6 − 1}$$

$$S_m = i\sqrt{\sum \frac{pq}{n}} \tag{6 − 2}$$

式中：m 为 lgLD$_{50}$；i 为相邻两剂量组对数剂量差值；X_k 为最大剂量的对数值；q 为存活率（$q = 1 - p$）；$\sum p$ 为各剂量组死亡率总和；n 为每组动物数。

【例1】 小鼠经口给予某种外源化学物染毒，剂量和死亡动物数结果见表6-2。

表6-2　某外源化学物对小鼠经口染毒死亡情况

组别	剂量		动物数（n）	死亡数（只）	死亡率（p）	存活率（q）	$p \times q$
	mg/kg	对数					
1	15.0	1.1761	10	0	0.0	1.0	0.00
2	18.0	1.2561	10	2	0.2	0.8	0.16
3	21.7	1.3361	10	5	0.5	0.5	0.25
4	26.1	1.4161	10	7	0.7	0.3	0.21
5	31.3	1.4961	10	9	0.9	0.1	0.09
	$i = 0.08$				$\sum p = 2.3$		

按式计算得：

$$\lg LD_{50} = 1.4961 - 0.08 \ (2.3 - 0.5) \ = 1.3521$$

$$S_m = 0.08 \sqrt{\frac{0.16}{10} + \frac{0.25}{10} + \frac{0.21}{10} + \frac{0.09}{10}} = 0.0213$$

$\lg LD_{50}$ 及其95%可信限为 $1.3521 \pm 1.96 \times 0.0213 = 1.3521 \pm 0.0417$

所以 LD_{50} 及其95%可信区间范围为 22.50 mg/kg（20.44～24.76 mg/kg）。

2. 霍恩（Horn）法　根据剂量对数与死亡率（反应率）的转换数（即概率单位）成直线关系而设计的方法，又称平均移动法或剂量递增法。由于该法使用动物数少，结果可直接查表求出 LD_{50} 及其95%可信限，使用甚为简便。但是，其 LD_{50} 的95%可信区间范围较大，方法精确度尚不够。

霍恩法推荐使用4个染毒剂量组，要求每组动物数相等，一般用4只或者5只动物，而且剂量按等比级数（$\sqrt[3]{10} = 2.15$ 或 $\sqrt{10} = 3.16$）排列。该方法在设计剂量时可根据外源化学物致死剂量范围的宽窄考虑2个染毒剂量系列。

（1）系列1　剂量组距为2.15倍，剂量系列为 1×10^t、2.15×10^t、4.64×10^t 等，t 可以是 0、±1、±2、±3 等。

（2）系列2　剂量组距为3.16倍，剂量系列为 1×10^t、3.16×10^t、10×10^t 等，t 可以是 0、±1、±2、±3 等。

依据每组动物数、组距和每组动物死亡数，查表即可求出受试外源化学物的 LD_{50} 及95%可信限。

3. Bliss 法　1934年Bliss等人得出可求得动物任何死亡率的致死量，即 Bliss 法，又称最大似然法。其试验设计要求不是十分严格，但计算比较复杂，要对各数值加权后再计算。现多利用计算机软件计算 LD_{50}，使复杂而困难的运算变得简单、容易且准确。

4. 序贯法　是后来人们得出的许多简便计算方法之一，又称平均数法，阶梯法或上-下法。该法利用序贯设计原理，先以一个剂量进行试验，如动物死亡，则以一个较小剂量试探，若仍死亡则以更小剂量试探；如动物存活，则以较大剂量试探，依次类推，最终求出 LD_{50}。此法优点是很节省动物，一般 12～14 只左右动物即可完成试验。但是此法只适用于动物快速发生中毒反应及死亡的外源化学物，凡引起迟发性死亡的化学物不适用。

$$LD_{50} = \frac{1}{n} \sum xf \qquad\qquad (6-3)$$

$$S = \left[\frac{n \sum x^2 f - \left(\sum xf \right)^2}{n^2 (n-1)} \right]^{1/2} \qquad (6-4)$$

式中：n 为使用动物总数；x 为每个剂量组的剂量；f 为每个剂量组使用动物数。

【例2】小鼠经口给予某外源化学物染毒，以 10 mg/kg 剂量试探，预计使用四个剂量组，剂量组距为对数值0.1（即1.26倍），设计使用12只小鼠。结果见表6-3。

表6-3 某外源化学物对小鼠经口染毒结果

剂量 (x) mg/kg	12只小鼠反应记录												动物数		
	1	2	3	4	5	6	7	8	9	10	11	12	存活	死亡	合计 (f)
12.59				+				+					0	2	2
10.00	+		−		+		−		+				2	3	5
7.94			−							+		+	2	2	4
6.31										−			1	0	1
i = 0.1													5	7	12

根据上表数据计算：

$$n = 12, \quad n^2 = 144$$

$$\sum xf = 12.59 \times 2 + 10.0 \times 5 + 7.94 \times 4 + 6.31 \times 1 = 113.25$$

$$\left(\sum xf \right)^2 = 12825.56$$

$$\sum x^2 f = 12.59^2 \times 2 + 10.0^2 \times 5 + 7.94^2 \times 4 + 6.31^2 \times 1 = 1109$$

$$n \sum x^2 f = 13308$$

$$LD_{50} = 1/12 \times 113.25 = 9.44 \ （mg/kg）$$

$$S = \left[\frac{13308 - 12825.56}{144(12-1)} \right]^{1/2} = 0.55 \ （mg/kg）$$

（五）经典急性毒性试验

目前关于急性毒性试验，绝大部分试验人员采用 OECD（1987）提出的经典急性毒性试验，其具体可分为四个步骤（图6-2）。

此种试验虽然在科研研究中被大量的选用，但应用过程中科研人员发现经典急性毒性试验也存在一定的局限性。

1. 消耗的动物量大 按经典法的要求测 LD_{50}，一次试验需要 60~100 只动物。

2. 获得的信息有限 LD_{50} 的值又不能等同于急性毒性，死亡仅仅是评价急性毒性的许多观察终点之一。化学物单次大剂量急性中毒，动物多死于中枢神经系统及心血管功能障碍，并不能很好地显示出各自的毒作用特征，另外，由于死亡迅速，各种器质性变化尚未发展，不能显示出靶器官的病变。

3. 测得的 LD_{50} 值实际上仅是近似值 1977 年欧洲共同体组织了 13 个国家的 100 个实验室，统一主要试验条件，对 5 种化学物的 LD_{50} 进行测定。根据收集到的 80 个实验室的结果分析，结果仍然存在相当大的差别，可达 2.44~8.38 倍。

4. 在安全性评价中不全面 仅评价动物死亡和简单的症状观察是不够的，更需要的是生理学、血液学及其他化验检查所提供的深入详细的毒性信息。

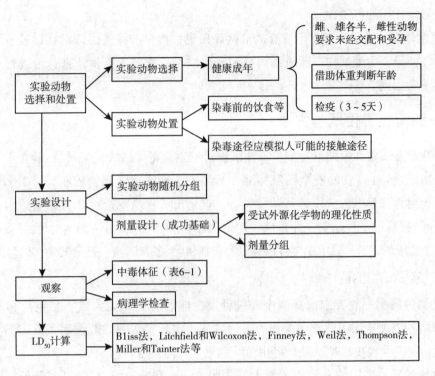

图 6 - 2 经典急性毒性试验

任务二 亚慢性毒性作用及其评价

一、亚慢性毒性基本概述

扫码"学一学"

在日常生活和工作中，人类对环境中外源化学物的接触方式主要为长期低剂量反复接触，较少情况下会发生大剂量急性中毒。为了评价这种长期低剂量反复接触情况下外源化学物的毒作用性质，获得毒理学信息，需进行亚急性（短期重复剂量）、亚慢性与慢性毒性研究。

（一）亚慢性毒性的概念

亚慢性毒性是指实验动物或人连续较长期（一般少于生命期的10%、通常1~3个月）接触较大剂量（相对于低剂量而言，没有明确的剂量范围下限，小于急性 LD_{50} 的剂量）的外源化学物所出现的中毒效应。

目前，亚慢性毒性试验（尤其是90天试验）是较常用的重复剂量毒性试验。

（二）亚慢性毒性试验的目的

亚慢性毒性试验可以观察实验动物所产生的生物学效应，在实际工作中应用很多，尤其在评价新化学物的毒性方面，目前尚无法代替。主要目的在于观察亚慢性毒作用特点以及毒作用的特异靶器官，确定未观察到损害作用最大剂量（NOAEL）和观察到有害作用最低剂量（LOAEL），为慢性毒作用试验剂量设计和观察指标选择提供依据。

1. 获得外源化学物毒理学资料 研究受试物亚慢性毒性剂量－反应（效应）关系，确定 NOAEL 和 LOAEL，提出安全限量参考值；观察受试物毒效应谱、毒作用特点和毒作用靶器官以及毒性作用的可逆性。

2. 提供依据　为慢性毒作用试验剂量设计和观察指标选择提供依据；比较不同动物物种毒效应的差异，为受试物毒性机制研究和研究结果外推到人提供依据；为进行危险度评定提供毒理学依据。

二、亚慢性毒性试验方法

亚慢性毒性试验和短期重复剂量毒性试验（亚急性毒性试验）、慢性试验在设计、评价上有许多相同之处，《食品安全国家标准　食品安全性毒理学评价程序》（GB 15193.1—2014）不再对毒理学试验阶段进行阶段划分，仅列出了食品安全性评价试验的内容。按照《食品安全国家标准　食品安全性毒理学评价程序》（GB 15193.1—2014），食品安全性毒理学评价四个阶段的试验，其中亚慢性毒性试验包括90天喂养试验、繁殖试验、代谢试验。

（一）实验动物的选择

1. 动物种属　一般要求选择两个动物种属，即啮齿类（如大鼠、家兔）和非啮齿类（如狗、猴），以便全面了解化学毒物的毒性特征。实际工作中一般选用大鼠和狗，有条件时可用猴。亚慢性经皮毒性试验，可用兔、豚鼠。

2. 动物种系　多用纯系动物，如大鼠常用 Wistar 和 Sprague‐Dawley 品系，犬多选用Beagle 犬。

3. 动物性别　通常要求动物雌雄各半，但在一些特殊研究中也可以仅使用一种性别的动物，如研究化学毒物的性腺毒性或生殖毒性。

4. 动物年龄　由于亚慢性毒性试验周期较长，所以一般选择刚断乳不久的健康动物，如体重为15 g 左右的小鼠，6~8 周龄（体重80~100 g）左右的大鼠；犬通常选用4~6 个月（一般不超过9 个月）的幼犬。

5. 其他　检疫和适应要求基本同急性毒性试验对实验动物的要求。各试验组及对照组动物数、性别、体重（年龄）方面要求一致，同组动物体重相差不超过平均体重的10%，组间平均体重相差不超过5%。小动物（如大鼠、小鼠）每组不应少于20 只，大动物（如狗、猴）每组不少于6~8 只。若试验要求在试验中期处死部分动物进行病理学观察，则每组动物数要相应增加。

（二）染毒途径与染毒期限

1. 试验动物染毒途径　接触外源化学物途径的选择，应考虑两点：①尽量模拟人类实际接触外源化学物的途径和方式；②应与预期进行慢性毒性试验的接触途径相一致。一般以经口、经呼吸道和经皮肤染毒三种途径为多。食品（如食物和色素等）首选经口染毒。经口染毒途径是大部分外源化学物最常见的摄入途径，灌胃法和喂饲法较多见。如果通过灌胃法进行染毒，则染毒时间尽量固定。如需多次给予受试物，则要间隔6 小时以上。

2. 染毒期限　亚慢性毒性试验的期限至今尚无完全统一的认识，一般认为在食品毒理学中所要求的连续接触为3~6 个月即可。

（三）剂量选择和分组

试验的染毒剂量选择是最重要、最困难的问题之一，应根据受试物毒性决定。外源化学物亚慢性毒性试验应求出其剂量‐反应关系，确定未观察到有害作用的剂量，并且充分观察受试物长期暴露的毒作用。

因此，一般设 3 个受试物实验组（染毒剂量组）和 1 个阴性对照组（正常动物对照组），必要时再加 1 个受试外源化学物溶剂对照组。

1. 最低剂量组的剂量　应相当于亚慢性的阈剂量水平或未观察到作用水平，动物应无中毒反应或仅有极其轻微的反应。

2. 中间剂量组的剂量　动物以出现轻微中毒效应为度。

3. 最高剂量组的剂量　应使动物在染毒期间产生明显的中毒症状或某项观察指标发生明显的改变，但不会引起动物死亡，即使有死亡，也应少于 10% 的动物数。通常可根据两个数据来确定最高剂量，即以该化学物急性毒性的阈剂量（同一动物品系和同样的染毒途径）或以该化学物的 $1/20 \sim 1/5$ LD_{50} 作为最高染毒剂量。

（四）观察指标

通常包括一般性指标、生化检测、组织病理学检查及其他相关指标。检测各种毒性终点的流程图见图 6 – 3。

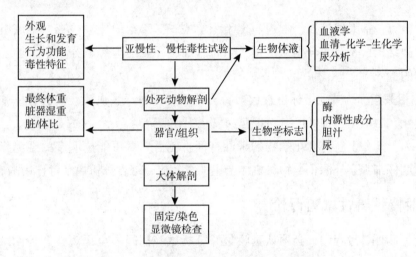

图 6 – 3　检测各种毒性终点的流程图

1. 一般性指标　主要指非特异的观察指标，能综合反映化学毒物对机体的毒作用，而且常常是敏感的综合毒效应指标。在试验过程中，只要详细记录，仔细分析，往往可以从中发现一些化学毒物的毒性特征。

（1）动物体重　实验动物以亚慢性方式接触外源化学物过程中，有多种因素均可影响动物体重的增长，包括食欲变化、消化功能变化、代谢和能量消耗变化等。体重变化的表示方式，可将接触组与对照组同期体重绝对增长的重量加以比较和统计学处理。也可将接触组与对照组同期体重百分增长率（以接触外源化学物开始时动物体重为 100%）进行统计和比较。

（2）食物利用率　亚慢性试验期间必须注意观察并记录动物的饮食情况，在此基础上计算食物利用率，即动物每食入 100 g 饲料所增长的体重克数。分析比较接触组与对照组食物利用率，有助于分析受试外源化学物对实验动物的生物学效应。

（3）症状　实验动物在接触外源化学物过程中所出现的中毒症状及出现各症状的先后次序、时间均应记录和分析。

（4）脏器系数或称脏/体比值　是指某个脏器的湿重与单位体重的比值，通常以100 g体重中某脏器所占的质量，表示为脏器质量（g）/体重（100 g）。此指标的意义是实验动物在不同年龄期，其各脏器与体重之间重量比值有一定规律。若受试外源化学物使某个脏器受到损害，则此比值就会发生改变，可以增大或缩小。因此，脏/体比值是一个灵敏、有效和经济的指标。

2. 生化检测　主要指血液学指标、血液生化学指标和尿液指标等，在亚慢性试验中研究外源化学物对实验动物的毒性作用，使用这类指标，一般为筛检性和探讨性。通常血象检测包括红细胞计数、白细胞计数和分类、血红蛋白定量等。肝、肾功能也是一种常规指标，如SGOT、SGPT、血清尿素氮、尿蛋白定性或定量、尿沉渣镜检等。

3. 病理学检查　病理组织学检查是亚慢性毒性试验中最重要的检测指标之一。凡是在染毒过程中死亡的动物均应及时解剖，肉眼检查后再进行病理组织学检查。必要时作组织化学或电镜镜检。目的是确定化学毒物对机体毒作用的靶部位、损害的性质和程度，从病理学角度寻找化学毒物与病理改变的剂量－效应关系，为了解化学毒物的毒效应及其机制提供依据。

病理学检查包括大体检查、常规病理组织学检查、酶组织化学检查、免疫组织化学检查、细胞超微结构检查等，分别从大体、组织、细胞、亚细胞甚至分子水平等多个方面发现化学毒物的毒效应。

4. 其他相关指标　其他指标检查包括特异性指标、血压、血流、动脉管壁弹性、血液电解质的变化、心电图、神经反射、记忆、氧化损伤等。

总之，为了充分了解外源化学物的毒性特征，就需要尽可能选取多的观测指标，从多方面、多角度仔细观察外源化学物对机体产生的毒效应，综合分析揭示毒作用的本质。

三、亚慢性毒性试验评价

亚慢性毒性评价过程中，必须认真收集并分析试验期间的全部观察和检测结果，包括受试物剂量、行为异常、肉眼损害、靶器官改变、体重改变和死亡情况，并结合其他一般毒性及特殊毒性作用进行全面的综合分析。旨在明确受试物的毒效应及其剂量－反应关系，得到受试物对机体的NOAEL和LOAEL。因此，要应用统计学方法，结合毒理学原理对其结果综合评价、分析，才能得出准确的结论。

（一）剂量－反应（效应）关系

是确认反应或效应与处理因素相关性的最重要参数之一，即效应大小随受试物剂量水平增加而发生相应改变。最佳的试验结果是低剂量组未见毒效应，中剂量组出现轻度损伤，最高剂量组有明显的中毒效应。同时需注意时效关系和组间差异。

（二）毒性反应的重现性

若试验结果可重复，一般可确定该毒效应与受试物有关。若研究结果没有重现，特别是在同一物种、相同试验条件下，则说明该差异很可能是偶然产生的。

（三）相关指标的变化

若与对照组相比，染毒组某项参数值出现改变，且伴随其他相关参数值的变化，该效应可能与染毒有关。

（四）差异的有效性

即使受试物处理组与对照组之间某效应差异具有统计学意义，也还需要判断这种效应是否为有害效应。一般来说，差异越大，越有可能为有害效应。但如有下列情况，可帮助排除有害效应的可能性：①动物的相关功能没有发生改变；②效应为短暂的、适应性改变；③没有其他相关指标或参数的改变；④与某些相关指标变化的方向性不一致。

（五）性别差异

通常认为，不同性别动物对外源化学物的反应类型基本是一致的，但雌雄动物体内代谢酶活性高低不一致，表现对受试物的敏感性不同，故在分析结果时要全面考虑、综合评价。

（六）历史对照

同一实验室的历史参考范围可作为评价阴性对照组与染毒组差别的依据。历史对照资料反映了正常的生物学变异，若同期对照水平超出历史对照的范围，要检查实验动物的资料、饲养条件的变化等。

在亚慢性毒性试验中，若发现受试物毒性较大，对于某些化合物可作出长期接触条件下的初步毒性评价。如是食品化合物，就可淘汰，放弃开发而不需要再进行慢性毒性试验。

任务三　蓄积性毒性作用及其评价

扫码"学一学"

一、蓄积性毒性基本概述

外源化学物进入机体后，经过生物转化排出体外，或直接排出体外。但是，当外源化学物连续地、反复地进入机体，而且吸收速度（或总量）超过代谢转化与排出的速度（或总量）时，外源化学物或其代谢产物就有可能在体内逐渐增加并贮留，这种现象称为外源化学物的蓄积性毒性作用。外源化学物易蓄积的组织部位称为储存库。

进行外源化学物在动物体内蓄积性评价的试验叫蓄积性毒性试验。外源化学物的蓄积作用是发生慢性毒性作用的基础。

（一）蓄积性毒性作用的分类

蓄积性毒性作用又可划分为物质蓄积与功能蓄积，如图6-4所示，实际上，两种蓄积作用的划分是相对的，它们可能同时存在，难以严格区分。

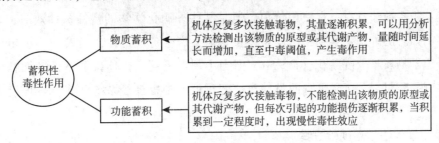

图 6-4　蓄积性毒性作用的分类

（二）蓄积性毒性作用的研究意义

外源化学物的蓄积作用是发生慢性中毒的物质基础，因此研究外源化学物在机体内的蓄积性是评价外源化学物能否引起潜在慢性毒性的依据之一，也是卫生标准制订过程选择安全系数的主要依据。

（三）蓄积毒性试验的目的

蓄积毒性试验是研究外源化学物基础毒性的重要内容之一，目的是通过试验求出蓄积系数 K，了解外源化学物蓄积毒性的强弱，并为慢性毒性试验及其他有关毒性试验的剂量选择提供参考。

二、蓄积性毒性试验方法和蓄积性评价

外源化学物的母体和（或）其代谢产物在机体内的蓄积部位及其毒理学意义是一个很重要又很复杂的问题，所以蓄积作用的研究方法有待深入研究，目前常用的方法有蓄积系数法与生物半衰期法。

（一）蓄积系数法

1. 概述　蓄积系数法是一种以生物效应为指标，用经验系数（K）评价蓄积作用的方法，即在一定期限之内，以低于一定的致死剂量（小于 LD_{50} 剂量），每日给予实验动物染毒，计算多次染毒使半数动物出现效应（或死亡）的累积剂量 $[ED_{50(n)}]$ 与一次接触该外源化学物出现相同效应（或死亡）的剂量 $[ED_{50(1)}]$ 的比值，此比值即为蓄积系数，常用 K 表示，计算公式如下。

$$K = \frac{LD_{50(n)}}{LD_{50(1)}} \tag{6-5}$$

在毒理学实际工作中，蓄积作用试验多用小鼠或大鼠为实验动物，一般以死亡为指标。

2. 蓄积系数法的评价　蓄积性的大小常依据 K 值来分级（评价标准见表6-7），K 越大蓄积毒性越弱，反之蓄积毒性增强。

表6-7　蓄积系数评价标准

蓄积系数（K）	蓄积作用分级
<1	高度蓄积
1～	明显蓄积
3～	中等蓄积
5～	轻度蓄积

虽然蓄积系数法具有一定使用价值，但是某些外源化学物的慢性毒性效应，无法用 K 值表示。例如有的外源化学物，机体反复接触后，产生免疫毒性，其 K 值不一定很小。多数有机磷化学物属于轻度蓄积（$K>5$），但当小剂量反复与机体接触后，红细胞与脑组织的乙酰胆碱酯酶可以持续降低，而且伴有一定程度的中枢神经系统症状，表现出慢性毒性效应。

3. 蓄积系数法常用试验方案

（1）固定剂量法　一般常选用大、小鼠经灌胃或腹腔注射方法进行染毒。先求出 LD_{50}，

然后选取相同条件的 40 只（或更多）实验动物，随机分为两组，一为染毒试验组，一为对照组，每组至少 20 只，雌雄各半。染毒试验组每日定时、定量和相同途径给予受试物，剂量设计在 $(1/20 \sim 1/5)$ LD_{50} 的范围内，观察记录动物死亡数。至试验组累积发生一半实验动物死亡时终止试验。此时，计算累积总接触剂量 $[LD_{50(n)}]$，计算 K 值。但若试验期间累积染毒剂量已达到 5 个 LD_{50}，也可终止试验，此时计算出 $K \geq 5$。

（2）剂量递增法　试验方案同上，仅是试验开始时染毒组按 0.1 LD_{50} 剂量给予化学毒物染毒，以 4 天为一期，按一定比例增加染毒剂量。一般试验开始前 4 天，每天给予 0.1 LD_{50} 剂量染毒，从第 5 天开始，每 4 天为一期递增 1.5 倍，即 0.1 $LD_{50} \times 4$ 天，0.15$LD_{50} \times 4$ 天，0.22$LD_{50} \times 4$ 天，依次类推。此方案试验期最长 28 天，如果在试验 21 天，动物未死亡或死亡数量不足一半，此时累积剂量已达 5.26 LD_{50}，即 $K > 5$，也可结束试验。本方法剂量设计方案见下表 6-8。

表 6-8　剂量递增法使用剂量表

接触天数（天）	1~4	5~8	9~12	13~16	17~20	21~24	25~28
每日接触剂量（LD_{50}）	0.10	0.15	0.22	0.34	0.50	0.75	1.12
4 日接触总剂量（LD_{50}）	0.40	0.60	0.90	1.36	2.00	3.00	4.48
累积接触总剂量（LD_{50}）	0.40	1.00	1.90	3.26	5.26	8.26	12.74

（二）生物半衰期法

1. 概念　生物半衰期法是用毒物动力学原理描述外源化学物在机体内的蓄积作用。进入机体的外源化学物由体内消除一半所需的时间称为生物半衰期（$t_{1/2}$），它是表达与衡量外源化学物从体内清除速度的尺度，单位分钟（min）或小时（h）。对于同一化学物在同一动物体内，这一时间是恒定的。

2. 生物半衰期影响因素　外源化学物在机体内蓄积的速度和量与机体单位时间内吸收该化学物的速度和量以及清除速度和量有关。

任何化学物如果以相等的时间间距恒速地吸收入血液，则化学物一定剂量范围内在机体中的蓄积量不是直线地无限增加，而是有一定的极限。这是因为受试化学物在吸收进入机体的同时，体内也存在着该化学物的代谢转化与清除过程。当受试化学物的吸收过程与代谢转化、清除过程达到动态平衡时，化学物的蓄积量就基本上不再增加。

$t_{1/2}$ 较短的化学物达到蓄积极限所需的时间也短，但是一旦机体停止接触该化学物，也易于很快从机体内清除完毕。但是无论如何，受试外源化学物若以每个 $t_{1/2}$ 相等的时间间距给予实验动物，则在 6 个 $t_{1/2}$ 的时间内均可基本上达到蓄积极限，此时理论蓄积量达到极限的 98.4%。此后再继续接触该外源化学物，机体内的蓄积量基本上也不会增加。

任务四　慢性毒性作用及其评价

扫码"学一学"

一、慢性毒性基本概述

因在日常生活和工作中，长期低剂量反复接触环境中化学物是人类接触外源化学物的主要接触方式，慢性毒性研究就是为了评价这种长期低剂量的情况下毒作用性质而进行的研究。

（一）慢性毒性的概念

慢性毒性是指人或实验动物长期（生命大部分时间或终身接触）反复接触低剂量的外源化学毒物所产生的毒性效应。"长期"无统一、严格的时间界限，可以是终生染毒。慢性毒性试验通常与致癌试验合并进行。《食品安全国家标准 食品安全性毒理学评价程序》（GB 15193.1—2014）列出食品安全性毒理学评价试验的内容，包括慢性毒性试验、致癌试验以及慢性毒性和致癌合并试验。

（二）慢性毒性试验的目的

慢性毒性试验的主要目的是观察试验动物的慢性毒性作用特点，同时通过剂量–反应（效应）关系确定无损害作用的最大剂量，为进行危险度评定提供毒理学依据。

1. 研究慢性毒性剂量–反应（效应） 确定长期接触某受试物后可能出现的毒性作用，确定外源化学物的毒性下限，即长期接触该外源化学物可以引起机体危害的最低剂量（LOAEL）或阈剂量和最大无作用剂量（NOEL）或未观察到有害作用的剂量（NOAEL），为最终评价受试物能否应用于食品提供依据。

2. 获得慢性毒性作用特点资料 获得慢性毒性效应谱、毒作用特点和毒作用靶器官以及慢性毒性作用的可逆性等资料。

3. 提供毒理学依据 为进行外源化学物的危险性评定与管理提供毒理学依据；为制定人接触该外源化学物的安全限量标准提供毒理学依据，如最高容许浓度（MAC）和每日容许摄入量（ADI）等；为将动物试验结果外推到人提供依据。

二、慢性毒性试验方法

（一）慢性毒性作用的设计

1. 试验动物选择 慢性毒性试验选择实验动物的原则与短期重复毒性试验以及亚慢性毒性试验基本相同，但也略有差异。具体可参照中华人民共和国国家标准《食品安全国家标准 慢性毒性试验》（GB15193.26—2015）。

（1）动物种属 一般要求选择两个动物种属，啮齿类动物首选大鼠，非啮齿类首选犬。经皮染毒也可使用豚鼠和家兔。

（2）动物种系 为减少个体差异，最好用纯系动物并将同窝动物随机均匀地分配到各剂量组和对照组。

（3）动物年龄 慢性试验动物年龄要比亚慢性试验动物年龄小，一般选初断奶的动物，即小鼠出生后3周（体重10~15 g），大鼠出生3~4周（体重50~70 g），狗一般在4~6月龄时开始试验。FDA要求啮齿类动物的年龄在研究开始时小于6周龄。

（4）其他 动物数量要明显多于亚慢性试验，如大鼠40~60只，犬8~10只，雌雄各半。若试验要求在试验中期处死部分动物做检测，则应增加每组动物数量，每个剂量组的动物数应满足试验结束时数据统计处理的要求。

2. 剂量选择与分组 慢性毒性试验剂量设计一般以亚慢性毒性试验数据（阈剂量或最大无作用剂量）、人群期望接触剂量等为依据。理想的剂量选择应能体现：①一种毒性物质的剂量–反应关系；②最大无作用水平（NOAEL）；③最高剂量组能观察到某些毒作用所致变化。

试验至少设 3 个受试物组和 1 个阴性（溶媒）对照组。高剂量组以亚慢性毒性试验阈值确定，原则上应使动物出现比较明显的毒性反应，但不引起高死亡率，一般以亚慢性阈剂量的 1/5 ~ 1/2 为其最高剂量组；中剂量可引起轻度的毒性作用，以亚慢性阈剂量的 1/50 ~ 1/10 为中间剂量组；以 1/100 亚慢性阈值为最低剂量组。较理想的组距以 2 ~ 4 倍为宜，不超过 10 倍。

在没有亚慢性试验资料的情况下，可以参照 LD_{50} 值设计剂量组，如以 1/10 LD_{50} 为最高剂量，以 1/100 LD_{50} 为预期慢性阈剂量，1/1000 LD_{50} 为最大无作用剂量组。剂量设计（表 6 – 9）可参考亚慢性毒性试验的阈剂量、MTD 或 LD_{50}。

表 6 – 9　慢性毒性试验剂量设计参考值

参考剂量名称	亚慢性阈剂量	LD_{50}	MTD
高剂量	1/5 ~ 1/2	1/10	1/2
中剂量	1/50 ~ 1/10	1/100	1/4
低剂量	1/100	1/1000	1/8

3. 接触途径　理论上说，染毒途径应选择以人类实际使用和接触相似的途径，与短期重复毒性试验和亚慢性毒性试验相同。慢性毒性试验多为经口与经呼吸道接触。经口染毒每日一次，每周 5 ~ 6 天；经呼吸道接触，每日接触时间，依试验要求而定，工业毒物每天染毒 4 ~ 6 小时，环境毒物每日大于 8 小时。

4. 试验期限　慢性毒性试验期限至少 12 个月，具体期限应根据试验具体要求和所选用的动物种属确定。环境毒物与食品毒理学要求 1 年以上或 2 年的染毒期限；工业毒物至少 6 个月；但有不同学者提出不同的试验期限。目前，多数学者认为，终生染毒求得的阈剂量或 LOAEL 和 NOAEL 更能准确地反映化学物质的慢性毒性作用。也有学者认为除致癌试验外，无需进行更长时间的染毒。但是，这种观点还存在争论。因此在食品毒理学中进行慢性毒性试验，接触外源化学物的时间仍以 2 年为好。如果要监测由受试物所致的毒性反应的可逆性、持续性和延迟效应，一般应该在停止染毒后至少观察 28 天，但不宜超过主体试验期限的 1/3。

5. 观察指标　慢性毒性试验的观察指标与短期重复剂量毒性试验和亚慢性毒性试验的指标基本相同，重点是观察在亚慢性毒性试验中已经显现的阳性指标，病理检查应为重点，适当增加能反映受试物特异性作用的其他指标。慢性毒性试验中，受试物的浓度相对较低，一些观察指标变化甚微，加上试验周期长，动物容易发生自发性疾病，干扰试验结果的正确判断，为此应注意以下几点。

（1）试验前应对一些预计观察指标，尤其是血、尿常规及重点测定的生化指标进行正常测定，废弃个体差异过大的动物。

（2）在接触外源化学物期间进行动态观察的各项指标，应与对照组同步测定，以消除年龄差的影响。

（3）试验期间发生动物死亡或染毒终止时动物出现肿物，必须要及时做病理组织学检查。

（4）各项指标测定方法应精确、可靠且进行质量控制。

（二）慢性毒性试验注意事项

慢性毒性试验周期长，人力、财力、物力消耗大，故试验设计要周到、全面，如果设计不周或实施过程中失败，会带来很大的损失。如果是承担农药或药品等法规性安全性评价，将会造成委托检测单位难以弥补的损失，也会极大影响试验研究者的声誉。因此，试验结果的准确性和科学性非常重要。慢性毒性试验应该遵循良好实验室规范（GLP）进行管理，实施实验室质量控制。

1. 试验设计合理　剂量设计是慢性毒性试验的关键，合理的剂量设置应能得到如下结果：①足够高的剂量以能观察到受试物的毒性作用，阐明毒性靶器官，同时试验能顺利进行；②有明确的剂量－反应关系；③良好的剂量设计是获得 LOAEL 和 NOAEL 的重要条件。

2. 受试物管理　充分了解受试物物理化学性质及相关背景，详细记录和监控受试物接收、保存、使用、返还、留样和遗弃信息。遵循受试物配置原则。

3. 动物选择和管理　按照试验原则和要求选择实验动物，并准确记录动物信息。试验动物饲养和试验环境需达到规范、标准等要求。

4. 试验操作　①试验人员应具备熟练的操作技术和技巧；②动物体征观察者应有足够的毒理学试验知识背景，做到观察动物中毒体征准确规范，记录用语准确；③多个试验人员共同观察时，需制定和完善动物体征观察标准操作规程（SOP）。

5. 检测条件控制　慢性毒性试验在试验前、试验中和试验结束时，要多次进行检测，这就要求所有检测仪器和辅助条件的稳定性、可靠性。唯一的方法就是实施严格的实验室质量控制。从"人、机、料、法、环"几个方面实施严格的质量控制，保证检测结果的科学性、真实性、可靠性。

三、慢性毒性试验评价

慢性毒性试验评价原则和内容与亚慢性毒性研究基本相同。慢性毒性试验旨在明确受试物的毒效应及其剂量－反应关系，评价应包括受试物慢性毒性的表现、剂量－反应关系、靶器官、损伤的可逆性，得出慢性毒性 NOAEL 和（或）LOAEL。对于易挥发的液态化合物，还应参考慢性吸入中毒可能性指标；对于饮水中的污染物，应当参考 20 ℃时污染物在水中的溶解度与 Lim_{ch} 的比值；对于农药在食品中的残留或食品添加剂等，则参考可能摄入量与 Lim_{ch} 比值。

▤ 拓展阅读

短期重复剂量试验

短期重复剂量毒性一般是指人或实验动物连续接触外源化学物 2～4 周所出现的中毒效应。由于慢性毒性试验持续时间长，消耗大量的人力、物力、财力等，所以短期重复剂量毒性试验，特别是 28 天短期毒性试验，是一种初步推测长期接触可能出现毒效应经济适用的试验方法。短期重复剂量毒性试验和亚慢性毒性试验在试验设计、指标选择和结果评价上有许多相同之处，可确定受试物的 NOAEL 和 LOAEL，为慢性毒性试验提供参考依据。故短期重复剂量毒性试验已经纳入许多化学物、药物等的常规毒性评价程序，是最重要的一般毒性评价试验之一。《食品安全国家标准　食品安全性毒理学评价程序》（GB 15193.1—2014）列出食品安全性毒理学评价试验的内容，包括 28 天经口毒性试验。短期重复剂量毒性试验可参照中华人民共和国国家标准《食品安全国家标准　28 天经口毒性试验》（GB 15193.22—2014）。

❓思考题

1. 什么是急性毒性？急性毒性试验的目的是什么？

2. LD_{50} 的计算方法有哪些？

3. 经典急性毒性试验的局限性是什么？

4. 如何对亚慢性和慢性毒性试验结果进行评价？

5. 按照接触外源化学物时间的长短，一般毒性试验包括哪几种？其目的分别是什么？

（陈香郡）

扫码"练一练"

项目七　特殊毒性作用及其评价

任务一　生殖发育毒性及其评价

扫码"学一学"

👉 案例讨论

案例：2014年6月，原国家卫生和计划生育委员会等五部门发布公告，调整含铝食品添加剂使用规定。自7月1日起，馒头、发糕等面制品（油炸面制品、挂浆用的面糊、裹粉、煎炸粉除外）不得添加硫酸铝钾（钾明矾）和硫酸铝铵（铵明矾）。

问题：1. 为什么在馒头、发糕等面制品中不得添加硫酸铝钾和硫酸铝铵？

　　　　2. 硫酸铝钾和硫酸铝铵的中毒机制是什么？

一、生殖毒性及其评价

（一）生殖毒性定义

生殖毒性是指外源化学物对雄性和雌性生殖功能或能力的损害以及对后代产生的不良效应或有害影响。生殖毒性既可发生于生殖细胞、受精卵、胚胎形成期，也可发生于妊娠、分娩和哺乳期，其主要表现为外源性化学物对生殖过程的影响，例如生殖器官和内分泌系统的变化，对性周期和性行为的影响，以及对生育力和妊娠结局的影响等。

（二）生殖毒性特点及表现

1. 生殖过程与致畸性　生殖过程也称为繁殖过程，生殖是使种族延续的各种生理过程的总称。在生殖毒性中，畸形、畸胎、致畸物是几个重要的概念。畸形是指器官形态的异常，是胚胎或胎儿的某些细胞在生长发育中最敏感阶段受损的结果。畸胎是外源化学物毒性作用的一种表现形式，导致出现畸形的胚胎或胎仔。致畸物或致畸原是指在一定剂量下，凡能通过母体对胚胎或胎儿正常发育过程造成干扰，使子代出生后具有畸形的物质。致畸性或致畸作用是指妊娠期（出生前）接触外源化学物引起后代结构畸形的特性或作用，评定外源化学物或其他有害因素是否具有致畸作用，主要是通过致畸试验来实现的。

2. 母体毒性 母体毒性是指外源化学物在一定剂量下，对受孕母体产生的损害作用。具体表现包括体重减轻、出现某些临床症状甚至死亡。母体毒性作用可分为轻度和严重母体中毒。轻度母体中毒的表现仅限于母体体重下降，正常增长受到抑制。抑制程度不超过对照组动物的10%，肝重可略有增加，但生殖机能正常；严重母体中毒可出现体重增长大幅度抑制、持久性呕吐、过度安静或活动过度、呼吸困难、生育机能明显受损及其他中毒症状，甚至死亡。

3. 胚胎毒性 胚胎毒性是指外源化学物引起的胎仔生长发育迟缓和功能缺陷的损害作用，一般不包括致畸作用。如果诱发的畸形是在无明显母体毒性剂量下出现的，那么该物质就是一种真正的或选择性致畸物。

（三）生殖毒性试验与评价

1. 试验目的和原理 凡受试物能引起生殖机能障碍，干扰配子的形成或使生殖细胞受损，其结果除可影响受精卵及其着床而导致不孕外，还可影响胚胎的发育，如胚胎死亡导致自然流产、胎仔发育迟缓以及胎仔畸形。如果对母体造成不良影响会出现妊娠、分娩和乳汁分泌的异常，也可出现胎仔出生后发育异常。

2. 试验动物 试验动物的选择应符合国家标准和有关规定。首选7~9周龄大鼠，试验开始时动物体重的差异应不超过平均体重的±20%。试验前动物在动物房内应至少进行3~5天环境适应和检疫观察。每组应有足够的雌鼠和雄鼠配对，产生约20只受孕雌鼠。为此，一般在试验开始时，每组需要两种性别的亲代（F_0代）大鼠各30只；在继续的试验中用来交配的各代大鼠 [子一代（F_1代）、子二代（F_2代）以及子三代（F_3代）]，每组需要每种性别的大鼠各25只（至少每窝雌雄各取1只，最多每窝雌雄各取2只）。选用的F_0代雌鼠应为非经产鼠、非孕鼠。

3. 剂量及分组 动物按体重随机分组，试验应至少设3个受试物组和1个对照组。应考虑受试物特性（如生物代谢和生物蓄积特性）的影响作用。如果受试物使用溶媒，对照组应给予溶媒的最大使用量。如果受试物引起动物食物摄入量和利用率的下降，那么对照组动物需要与试验组动物配对喂饲。设计受试物的剂量时，应考虑其对营养素平衡的影响。对于非营养成分，受试物剂量不应超过饲料的5%。

在受试物理化和生物特性允许的条件下，最高剂量应使亲代动物出现明显的毒性反应，但不引起死亡；中间剂量可引起亲代动物轻微的毒性反应；低剂量应不引起亲代及其子代动物的任何毒性反应（可按最大未观察到有害作用剂量的1/30，或人体推荐摄入量的10倍设计）。

4. 试验结果评价 逐一比较受试物组动物与对照组动物的繁殖指数（受孕率、妊娠率、出生活仔率、出生存活率、哺乳存活率、性别比）是否有显著性差异，以评定受试物有无生殖毒性，并确定其生殖毒性的未观察到有害作用剂量（NOAEL）和最小观察到有害作用剂量（LOAEL）。同时还可根据出现统计学差异的指标（如体重、观察指标、大体解剖和病理组织学检查结果等），进一步估计生殖毒性的作用特点。

二、发育毒性及其评价

（一）发育毒性定义

发育毒性是指出生前经父体和（或）母体接触外源化学物引起的、在子代到达成体之前出现的有害作用，包括结构畸形、生长迟缓、功能障碍及死亡。能造成发育毒性的物质称为发育毒物。发育毒物应是在未诱发母体毒性的剂量下产生发育毒性的物质。

（二）发育毒性特点及表现

1. 生长迟缓　胚胎与胎仔的发育过程在外源化学物影响下，较正常的发育过程缓慢。

2. 致畸作用　由于外源化学物干扰，活产胎仔、胎儿出生时某种器官出现形态结构异常。致畸作用所表现的形态结构异常是在出生后可以被立即发现的。

3. 功能不全或异常　胎仔的生理、生化、代谢、免疫、神经活动及行为的缺陷或异常。功能不全或异常往往在出生后一定时间才被发现，因为正常情况下，有些功能在出生后一定时间才发育完全。

4. 胚胎或胎仔致死作用　某些外源化学物在一定剂量范围内，可在胚胎或胎仔发育期间对胚胎或胎仔具有损害作用，并使其死亡。具体表现为天然流产或死产、死胎率增加。在一般情况下，引起胚胎或胎仔死亡的剂量较致畸作用的剂量高。

以上四种发育毒性的具体表现并不一定是在一种外源化学物作用下同时出现的，有时只出现其中的一种或一部分。此外，有些外源化学物通过胎盘与发育中的胚胎或胎仔接触，还可以导致子代肿瘤发生率增高。

（三）发育毒性试验与评价

1. 试验目的和原理　本试验对三代（F_0、F_1和F_2代）动物进行试验，F_0代和F_1代给予受试物，观察生殖毒性；观察F_2代的功能发育毒性，提供关于受试物对雌性和雄性动物生殖发育功能的影响信息，如性腺功能、交配行为、受孕、分娩、哺乳、断乳以及子代的生长发育和神经行为情况等。毒性作用主要包括子代出生后死亡率的增加、生长与发育的改变、功能缺陷（包括神经行为）和生殖异常等。

2. 受试物　受试物应首先使用原始样品。若不能使用原始样品，应按照受试物处理原则对受试物进行适当处理。将受试物掺入饲料、饮用水或灌胃给予。

3. 试验动物　试验动物的选择应符合国家标准和有关规定。选择已有资料证明对受试物敏感的动物物种和品系，一般啮齿类动物首选大鼠，避免选用生殖率低或发育缺陷发生率高的品系。为了正确地评价受试物对动物生殖和发育能力的影响，两种性别的动物都应使用。所选动物应注明物种、品系、性别、体重和周龄。同性别试验动物个体间体重相差不超过平均体重的±20%。选用的亲代（F_0代）雌鼠应为非经产鼠、非孕鼠。为了获得具有统计学要求的基本试验数据，正确地评价受试物对动物生殖发育过程［包括亲代（F_0代）动物生殖、妊娠和哺育的过程，子一代（F_1代）动物从出生到成熟过程中的吸乳、生长发育情况，以及子二代（F₂代）动物从出生到断乳的生长发育过程相关指标］可能引起的毒性作用，须保证每个受试物组及对照组都能至少获得 20 只怀孕试验动物。一般在试验开始时每组需要两种性别的亲代（F₀代）动物各 30 只，在后续的试验中用来交配的动物，每种性别每组各需要 F₁代 25 只（至少每窝雌雄各取 1 只，最多每窝雌雄各取 2 只）。

4. 剂量及分组　动物按体重随机分组，试验应至少设 3 个受试物组和 1 个对照组。如果受试物使用溶剂，对照组应给予溶剂的最大使用量。如果受试物引起动物食物摄入量和利用率的下降，那么对照组动物需要与试验组动物配对喂饲。设计受试物的剂量时，应考虑其对营养素平衡的影响。对于非营养成分，受试物剂量不应超过饲料的 5%。

在受试物理化和生物特性允许的条件下，最高剂量应使亲代动物和子代动物出现明显的毒性反应，但不引起死亡；中间剂量可引起亲代和子代动物轻微的毒性反应；低剂量应不引起亲代及其子代动物的任何毒性反应。如果受试物的毒性较低，1000 mg/kg 体重的剂量仍未观察到对生殖发育过程有任何毒副作用，则可以采用限量试验，即试验不再考虑增设受试物的其他剂量组。若高剂量的预试验观察到明显的母体毒性作用，但对生育无影响，也可以采用限量试验。

5. 试验方法　选用断乳后 7~9 周的 F₀代雌、雄鼠，适应环境 3~5 天后开始给予受试物，在交配前至少持续 10 周。交配结束后，对 F₀代雄鼠进行剖检。在 3 周交配期、妊娠期，直到 F₁代断乳整个试验期间，F₀代雌鼠每天给予受试物。F₁代断乳后，给予受试物并一直延续到 F₂代断乳。试验期间根据受试物的代谢和蓄积特性，可适当调整给予剂量。

6. 观察指标

（1）对试验动物做全面的临床检查，记录受试物毒性作用所产生的体征、相关的行为改变、分娩困难或延迟的迹象等所有的毒性指征及死亡率。

（2）交配期间应检查雌鼠（F₀代和 F₁代）的阴道和子宫颈，判断雌鼠的发情周期有无异常。

（3）交配前和交配期，每周记录一次试验动物重量与摄食量，而妊娠期间可考虑逐日记录。如受试物通过掺入饮用水方式给予，则需每周计算一次饮用水消耗量。

（4）F₀代和 F₁代参与生殖的动物，应在给予受试物的第 1 天进行称重，以后每周称量体重一次，逐只记录。

（5）试验结束时，选取 F₀代和 F₁代雄鼠的附睾进行精子形态、数量以及活动能力的观察和评价。可先选择对照组和高剂量组的动物进行检查，每只动物至少检查 200 个精子。如检查结果有意义，则进一步对低、中剂量组动物进行检查。

（6）为确定每窝鼠仔的数量、性别、死胎数、活胎数和是否有外观畸形，应在母鼠产仔后尽快对其进行检查。死胎、哺乳期间死亡的鼠仔以及产后第 4 天由于标准化而需处死的鼠仔尸体，均需妥善保存并做病理学检查。

（7）对明显未孕的雌鼠，可处死后取其子宫，采用硫化铵染色等方法检查着床数，以证实胚胎是否在着床前死亡。

（8）存活的鼠仔在出生后的当天上午、第 4 天、第 7 天、第 14 天和第 21 天分别进行计数和体重称量，并观察和记录母鼠及子代的生理活动是否存在异常。

（9）以窝为单位，检查并记录全部 F₁代鼠仔的生理发育指标，如断乳前耳廓分离、睁眼、张耳、出毛、门齿萌出时间，以及断乳后雌性阴道张开和雄性睾丸下降的时间等。

（10）在各试验剂量组中随机选取一定数目、标记明确的 F₂ 代鼠仔，分别进行相关生理发育和神经行为指标的测定，如个体运动行为能力的测定、自主活动的观察、性成熟的观察、运动和感觉功能的测定、神经病理学检查、鼠仔记忆能力的测定、成年鼠仔大脑称重等。如果有资料提示受试物可能对认知能力有影响，需要进一步地进行感觉功能、运动功能的检测，并可根据文献报道和前期研究结果有针对性地选择相关的学习和记忆检测方法。如果无法提供上述信息，推荐使用主动回避试验、被动回避试验以及 Morris 水迷宫试验等检测方法。

7. 病理学检查

（1）生殖毒性病理学检查　①大体解剖在生殖发育毒性试验过程中，处死的或死亡的所有成年鼠、鼠仔均需进行大体病理解剖，观察包括生殖器官在内的脏器是否存在病变或结构异常。②器官称重在大体解剖的基础上应对子宫及卵巢、睾丸及附睾、前列腺、精囊腺、脑、肝、肾、脾、脑垂体、甲状腺和肾上腺等重要的器官进行称量并记录。③组织病理学检查用于交配和发育毒性检测的 F₀ 代和 F₁ 代动物，保留其卵巢、子宫、子宫颈、引道、睾丸、附睾、前列腺、精囊腺、阴茎以及可能的靶器官进行组织病理学检查。对于雄鼠，还应判断其精子数量是否改变，是否出现精子畸形。大体解剖中显示病变的组织应做组织病理学检查，建议对怀疑不育的动物的生殖器官也做组织病理学检查。

（2）神经发育毒性病理学检查　于 F₂ 代鼠仔出生后的第 11 天和第 70 天，分别进行相关鼠仔的神经病理学检查。可先进行高剂量受试物组和对照组的检查，如发现有意义的神经病理学改变，再继续进行中、低剂量受试物组的检查。建议观察嗅球、大脑皮层、海马、基底神经节、丘脑、下丘脑、中脑、脑干以及小脑等组织。

8. 试验结果评价　逐一比较受试物组动物与对照组动物的观察指标和病理学检查结果是否有显著性差异，以评定受试物有无生殖发育毒性，并确定其生殖发育毒性的未观察到有害作用剂量（NOAEL）和最小观察到有害作用剂量（LOAEL）。同时还可根据出现统计学差异的指标（如体重、生理指标、大体解剖和病理组织学检查结果等），进一步估计生殖发育毒性的作用特点。

任务二　致突变作用及其评价

扫码"学一学"

一、致突变的类型

致突变作用是指外来因素（特别是理化因子）引起遗传物质发生改变的能力，而且此种改变可随同细胞的分裂过程而传递，突变是致突变作用的后果。根据 DNA 改变所引起的遗传损伤范围划分为基因突变、染色体畸变和染色体数目异常（基因组突变）。染色体畸变和染色体数目改变统称为染色体突变。

基因突变和染色体畸变的本质是相同的，区别在于受损程度不同：前者染色体损伤小于 0.2 Pm，用光学显微镜观察不到，需要依靠生物体生长发育、生化、形态等变化来判断；后者染色体损伤大于或等于 0.2 Pm，可在光学显微镜下观察到。

（一）基因突变

基因突变是指基因在结构上发生了碱基对组成和排列序列的改变。基因突变是分子水平的变化，在光学显微镜下无法看见，一般是以表型（如生长、生化、形态等）的改变为基础进行检测，也可通过核酸杂交技术、DNA单链构象多肽分析及DNA测序等方法检测DNA序列的改变来确定。基因突变可分为碱基置换、移码突变、缺失或插入以及片段突变四种基本类型。

1. 碱基置换　指DNA序列上的某个碱基被其他碱基所取代。碱基置换又分为转换和颠换两种。转换指嘌呤与嘌呤碱基、嘧啶与嘧啶碱基之间的置换；颠换则指嘌呤与嘧啶碱基之间的置换。转换和颠换发生后的后果取决于是否在蛋白质合成过程中引起编码氨基酸的错误。

2. 移码突变　指DNA中增加或减少了一对或几对不等于3的倍数的碱基对所造成的突变。DNA链碱基排列及密码的阅读是连续的，在基因中一处发生移码突变，会使其以后的三联密码子都发生改变，有时还会出现终止密码，故移码突变往往会使基因产物发生大的改变，引起明显的表型效应，常出现致死性突变。

3. 缺失或插入　指在DNA链中增加或减少的碱基对为一个或几个密码子，此时基因产物多肽链中会增加或减少一个或几个氨基酸，此部位之后的氨基酸序列无改变。

4. 片段突变　指基因中某些小片段核苷酸序列发生改变，这种改变有时可跨越两个或数个基因，涉及数以千计的核苷酸。主要包括核苷酸片段的缺失、重复、重组及重排等。

（二）染色体畸变

染色体畸变是指由于染色体或染色单体断裂，造成染色体或染色单体缺失或引起各种重排，从而出现染色体结构异常。染色体畸变可分为染色体型畸变和染色单体型畸变。染色体畸变涉及的遗传物质改变的范围比较大，一般可通过在光学显微镜下观察细胞有丝分裂中期相来检测。染色体结构改变的基础是DNA链的断裂，把能引起染色体畸变的外源化学物称为断裂剂。染色体畸变类型中，有些是稳定的畸变，它们可以通过细胞分裂而传递下去，在细胞群中维持，如小的缺失、重复、倒位、易位等；而染色体断裂形成的无着丝点断片、无着丝点染色体环、双着丝点染色体及其他不平衡易位则是不稳定的，由于有遗传物质大范围的损失或对有丝分裂的妨碍，往往会造成细胞死亡。

（三）染色体数目畸变

染色体数目畸变是指基因组中染色体数目的改变，也称为基因组突变。每一种属的机体中各种体细胞所具有的染色体数目是一致的，具有两套完整的染色体组，称为二倍体。生殖细胞在减数分裂后，染色体数目减半，仅具有一套完整的染色体组，称为单倍体。

在细胞分裂过程中，如果染色体出现复制异常或分离障碍就会导致细胞染色体数目的异常。染色体数目异常包括非整倍体和整倍体。非整倍体是指细胞丢失或增加一条或几条染色体。缺失一条染色体时称为单体，增加一条染色体时称为三体。整倍体是指染色体数目的异常是以染色体组为单位的增减，如形成三倍体和四倍体等。人体中，$3n$为69条染色体，$4n$为92条染色体。在肿瘤细胞及人类自然流产的胎儿细胞中可有三倍体细胞的存在。发生于生殖细胞的整倍体改变几乎都是致死性的。

二、致突变作用机制和后果

基因突变是直接和间接因素共同作用的结果。遗传物质可能受到一些化学、物理和生物致突变剂等因素的影响可直接导致 DNA 损伤、染色体畸形，而间接诱发突变作用是通过干扰 DNA 复制和转录而增加 DNA 合成的错误率、阻碍 DNA 或染色体损伤的修复、破坏或干扰纺锤体功能等方式导致突变。目前把上述致突变作用归纳为"DNA 损伤 – 修复 – 突变模式"。任何 DNA 损伤只要修复无误，突变就不会发生；如果未修复或修复错误，DNA 损伤或改变就会固定下来，进而发生突变。研究表明，许多诱变剂的致突变作用具有一定的特异性，可能与其攻击的细胞靶部位、靶分子（甚至分子的特定部位）或干扰的功能有关。基因突变和染色体畸变的靶分子主要为 DNA、核蛋白；非整倍体和多倍体诱变剂的靶分子常为有丝分裂相关的物质，如纺锤丝。此外攻击或干扰 DNA 合成和修复有关的酶系统也可导致突变。常见的化学致突变剂或称为化学诱变剂包括自由基、烷化剂、过氧化物、核酸碱基类似物及真菌毒素等。

目前致突变作用的分子机制主要有两种：一是以 DNA 为靶点的直接诱变，引起基因突变和染色体畸变；二是不以 DNA 为靶点的间接诱变，作用于有丝分裂或减数分裂器，如纺锤体等靶器官或组织，引起染色体数目的整倍性或非整倍性畸变，即基因组突变。外源化学物引起 DNA 损伤、诱发突变的机理很复杂。目前，仅对少数化学物以 DNA 为靶点的直接诱变机制比较清楚，表现为以 DNA 为靶点的诱变，如碱基类似物的取代、DNA 加合物的形成、交联以及碱基结构的改变等，还可能表现为 DNA 损伤修复。

诱变剂对人类健康的影响是多方面的，主要取决于靶细胞的类型。当体细胞发生突变时，只影响接触诱变剂的个体，不影响下一代；研究显示，心血管系统疾病、肿瘤、糖尿病、衰老、神经退行性疾病（帕金森、阿尔茨海默病等）、骨质疏松症等疾病的发生与体细胞突变有关。当生殖细胞发生突变时，则可能影响后代；诱变剂引起生殖细胞突变可以是致死的，也可以是非致死的。有的会在世代间传递，选择过程在人群中固定下来，增加人类遗传负荷。人群中每个个体所携带有害基因的平均水平或频数称为遗传负荷，当代人遗传负荷的大小直接影响到下一代或几代人的健康。这类遗传性疾病可分为基因病和染色体病。基因病主要由基因突变引起，包括单基因病和多基因病，如白化病、阿尔茨海默病等；染色体病主要由染色体结构或数目畸变引起，包括唐氏综合征、性腺发育不全等。

三、致突变作用的试验方法

致突变试验的主要目的是研究外源化学物引起人体的突变并通过生殖细胞传递给后代的可能性；基于对体细胞突变与肿瘤发生机制的认识，也可用于预测化学物潜在的致癌性。由于突变是癌变、畸变的基础，故在化学物遗传毒性的快速初筛试验中，致突变检测尤为重要。但在预测遗传毒性非致癌物的致癌性时，致突变试验可能会出现假阳性，对于非遗传毒性致癌物则会出现假阴性，所以在致癌性评价时，应将致突变试验与其他致癌性评价方法结合进行。

许多致突变试验所观察到的现象并不能反映基因突变和染色体畸变，反映的是诱发突变过程中的其他现象。因此，常将致突变试验的观察终点称为遗传学终点。国际环境致突变物致癌物防护委员会于 1983 年将致突变试验的遗传学终点分为 5 类：DNA 完整性的改变、DNA 重排或交换、DNA 碱基序列改变、染色体完整性改变、染色体分离改变。前三个遗传终点涉及基因损伤，后两个涉及染色体损伤。依据检测的遗传学终点不同，可将致突变试验分为四类：基因突变试验、染色体损伤试验、非整倍体试验及其他反映 DNA 损伤的试验。

（一）细菌回复突变试验

细菌回复突变试验简称细菌回变试验，使用鼠伤寒沙门菌或大肠埃希菌进行，分别称为 Ames 试验和大肠埃希菌回变试验，这两种细菌的野生型能自行合成组氨酸或色氨酸和乳糖，其突变体则缺乏这些能力，在相应的营养缺乏培养基中不能生长；若在受试物的作用下能生长成菌株，则说明受试物使之发生了回变。

（二）哺乳动物细胞正向突变试验

通过对哺乳动物细胞体外培养试验的研究，已发现有十几个基因座可出现各种突变类型的突变体，但常利用抗药性的出现作为突变试验的观察点。由于抗药性是对正常基因座诱发的突变性状，故称为正向突变试验。最常用的基因座有 hprt 基因座、tk 基因座、owar 基因座三种，其中最常用的是 hprt 基因座，因其有关结构基因或调节基因发生碱基置换、移码、小缺失甚至 X 染色体重排，均能引起嘌呤类似物抗性。

（三）果蝇伴性隐性致死试验

果蝇伴性隐性致死试验所用的果蝇是黑腹果蝇，可以检出各类点突变，其原理是利用隐性基因在伴性遗传中具有交叉遗传的特征，由于 X 染色体的隐性突变基因在 F_1 代雌蝇为杂合体，不能表达；而在 F_2 代雄蝇为半合体，能表达；如果雄蝇接触受试物后 X 染色体出现隐性致死性突变，结果是其 F_2 代雄蝇数目较雌蝇少一半。

（四）染色体分析

观察染色体形态结构和数目变化称为染色体分析或称为细胞遗传学试验，包括微核试验和姐妹染色单体交换（SCE）试验，主要观察染色体的结构畸变和数目畸变。体细胞的染色体分析可分为体内试验和体外试验，体内试验多观察骨髓细胞，体外试验常用中国仓鼠肺细胞、卵巢细胞等细胞系。如进行染色体数目观察，则要考虑使用原代或早代细胞，如人外周淋巴细胞。

1. 微核试验　细胞质中的微核来源有两个方面，一是断片或无着丝粒染色体环在细胞分裂后期不能定向移动，遗留在细胞质中；二是有丝分裂的作用使个别染色体或带着丝粒的染色体环和断片在细胞分裂后期被留在细胞质中。因此，微核试验既能检出断裂剂又能检出有丝分裂毒物。由于微核观察技术简单省时，近年来大有取代染色体分析的趋势。传统的微核试验是体内试验，对嗜多染红细胞进行观察。

2. 姐妹染色单体交换试验　SCE 这一现象最初是通过用 ^3H–胸苷标记染色体发现，后来建立了简易可行的姐妹染色单体差示染色法，使得 SCE 能作为致突变试验的一个观察指标。

对于一种外源化学物是否具有致突变作用，仅用一种试验方法得到的结果是不可信服的。因此，对于化学物致突变试验要采用多种配伍试验组合，如体细胞和生殖细胞；体内试验和体外试验，包括原核生物和真核生物等。为了将试验结果外推于人，还应尽可能选用真核细胞进行试验。

任务三　致癌作用及其评价

一、化学致癌物

化学致癌是指化学物质引起机体正常细胞发生恶性转化并发展成肿瘤的过程。化学致

扫码"学一学"

癌物是指能引起动物和人类肿瘤，增加其发病率或死亡率的化学物质，如黄曲霉毒素、苯和苯并（a）芘等。化学致癌作用是指化学致癌物在体内引起肿瘤的过程。

化学致癌物的种类繁多，分类方法不尽相同，目前常用的主要有两种分类法，即根据对人类和动物的致癌作用以及根据作用机制进行分类。

（一）根据对人类和动物致癌作用分类

世界卫生组织下属机构国际癌症研究中心（IARC）对超过900种的化学物质、同类化合物、物理因素、生物因素、生产过程、职业接触等进行了致癌性综合评估。IARC根据对人类和实验动物致癌性资料以及实验室资料的综合评估，并根据环境因子和类别、混合物及暴露环境与人类致癌危险性，将已评述的各种致癌因素分为以下四组。

1. Ⅰ组 对人类是致癌物，是指在人类流行病学及动物致癌性试验中具有充分证据的致癌物。

2. Ⅱ组 分为两组，Ⅱ组A和Ⅱ组B。Ⅱ组A：人类可能致癌物，指对人类致癌性证据有限，而对实验动物致癌性证据充分。Ⅱ组B：人类可疑致癌物，指对人类致癌性证据有限，而对实验动物致癌性证据并不充分；或指对人类致癌性证据不足，但对实验动物致癌性证据充分。

3. Ⅲ组 基于现有的证据不能对人类致癌性进行分类。

4. Ⅳ组 人类可能非致癌物。

（二）根据致癌作用机制分类

根据化学致癌物对细胞成分作用及引起癌症发生的机制不同，可分为遗传毒性致癌物和非遗传毒性致癌物。

1. 遗传毒性致癌物 是指进入细胞后与DNA共价结合，引起基因突变或染色体结构和数量的改变而导致癌变的化学物质。大多数化学致癌物属于此类。

（1）直接致癌物 本身具有直接致癌作用，在体内不需要经过代谢活化即可致癌，多数为亲电子反应物，例如各种烷化剂。

（2）间接致癌物 本身不直接致癌，必须在体内经代谢活化为亲电子剂后具有致癌作用。往往不在接触的局部致癌，而在其发生代谢活化的组织中致癌。例如黄曲霉毒素、多环芳烃、芳香胺类化合物等，95%以上的化学致癌物为间接致癌物。

（3）无机致癌物 有些为亲电子剂，也有些是通过选择性改变DNA复制的保真性导致DNA改变，例如镍、镉、钛、铬等。

2. 非遗传毒性致癌物 是指化学致癌物或其代谢物不直接作用于遗传物质，而作用于遗传物质以外的生物大分子。

（1）促长剂本身无致癌性，在给予遗传毒性致癌物之后再给予促长剂可增强遗传毒性致癌物的致癌作用，也可促进"自发性"转化细胞发展成癌，例如佛波酯、苯巴比妥、苯酚等。

（2）内分泌调控剂主要改变内分泌系统平衡及细胞正常分化，起到促长剂作用，例如己烯雌酚、雌二醇等。

（3）免疫抑制剂主要对病毒诱导的恶性转化起促进作用，例如嘌呤同型物等。

（4）细胞毒剂可引起细胞死亡，导致细胞增殖活跃及癌发展，例如三氯甲烷、次氨基三乙酸等。

（5）过氧化物酶体增殖剂可导致细胞内氧自由基过量生成，例如三氯乙烯、邻苯二甲酸乙基己酯等。

（6）固体物质可能会刺激上皮纤维细胞的过度增殖，涉及细胞毒性，例如塑料、石棉等。

此外，有些化学物本身既不具有引发作用，也不具有促长作用，但可以促进引发作用和增强促长作用，即能促进或增强全部致癌过程，故称为助致癌物，例如乙醇、二氧化硫等。

二、化学致癌机制

目前化学致癌机制尚未彻底阐明，普遍认为化学致癌是多因素引起、多基因参与、多阶段的过程。对化学致癌机制的研究主要有两种理论，一种是遗传机制理论，认为癌变是由于外来致癌因素引起细胞基因的改变或外来基因整合到细胞基因引起的；另一种是遗传外机制理论，认为癌变的发生是非基因改变引起的。目前普遍认为外源化学致癌物诱导的肿瘤发生可能是上述两种主要机制协同作用、控制细胞癌变的过程。同时在化学致癌机制研究中形成了多种学说，如体细胞突变学说、癌基因学说、亲电子剂学说、癌变多阶段学说、表观遗传机制学说等，其中最经典的是体细胞突变学说或称为遗传损伤机制学说。

（一）体细胞突变学说

体细胞突变学说主要支持的是遗传损伤致癌机制的理论，该学说的提出是基于以下几个方面的研究证据：①致癌物活化代谢后生成的 DNA 加合物诱导基因突变；②大多数的致癌物在致突变试验中呈阳性；③DNA 修复缺陷可以导致肿瘤发生，如着色性干皮病、毛细血管扩张性共济失调等；④在许多肿瘤组织中发生染色体畸变或基因组不稳定性；⑤肿瘤细胞来源于单细胞克隆；⑥癌基因的突变以及抑癌基因突变或缺失在肿瘤细胞中普遍存在，而且突变的基因型可以通过细胞分裂传递给子代细胞。故该学说认为正常细胞的基因受化学致癌物作用而发生突变，并通过进一步增殖而形成肿瘤。

（二）亲电子剂学说

化学致癌物在生物转化酶系统作用下，经代谢活化产生有致癌活性的终致癌物，即含有亲电子结构基团的化合物，它能与生物大分子的亲核基团进行共价或非共价结合并导致损伤效应。DNA 损伤的主要形式是形成 DNA 加合物。形成的 DNA 加合物使这些生物大分子烷基化，导致 DNA 突变，其中部分可恶性转化，即产生肿瘤。因此，可以肯定 DNA 损伤与肿瘤发生是相关的，但并不是有 DNA 损伤即可导致肿瘤，即突变仅是化学致癌物作用机制的一部分。一般认为化学致癌物诱导生成 DNA 加合物的数量与致癌性有密切关系，故DNA 加合物可作为人类接触环境致癌物的标志。

（三）癌基因学说

癌基因是一类在自然或试验条件下具有诱发恶性转化的潜在基因，它们是化学致癌物作用的主要靶标，在细胞癌变过程中扮演着关键作用。原癌基因是机体内正常细胞所具有的能致癌的遗传信息。原癌基因在正常情况下呈静息状态，进化过程中高度保守，对细胞无害且具有调控细胞生长分化、促进细胞分裂增殖等重要生物学功能。当发生突变、缺失、病毒整合、染色体易位、基因扩增或促长剂插入后，原癌基因失去正常的调控细胞生长和分化功能，使细胞发生恶性转化，发生恶性转化的原癌基因就是癌基因。只有当化学、物理或生物等致癌因素作用于细胞后，引起原癌基因突变使之激活，转变成癌基因后才会导致细胞癌变。

（四）癌变多阶段学说

癌变多阶段学说认为化学致癌过程包括三个阶段：引发阶段、促长阶段和进展阶段。

1. 引发阶段　作为一个突变事件，是指外源化学物或其活性代谢物（亲电子剂）与DNA作用，导致体细胞突变成引发细胞的阶段。引发阶段历时很短，DNA损伤细微，很可能仅仅是转换、颠换、缺失等基因突变，使原癌基因活化或抑癌基因失活。

2. 促长阶段　是引发细胞增殖成为癌前病变或良性肿瘤的过程。促长剂单独使用不具致癌性，必须在引发剂后使用才发挥促长作用。促长剂通常是非致突变物，存在阈剂量和最大效应，可影响引发细胞的增殖，导致局部增殖并引起良性局灶性病理损害。

3. 进展阶段　是从引发细胞群（癌前病变、良性肿瘤）转变成恶性肿瘤的过程，在进展期肿瘤获得生长、侵袭和转移。当细胞开始失去维持核型稳定的能力并出现染色体畸变时，即进入进展期。在进展期中可观察到恶性肿瘤（癌）的多种特征，包括细胞自主性和异质性增加、生长加速、侵袭性增强、出现浸润和转移等恶性生物学特征。

因此，肿瘤的发生发展是一个长期的、多阶段、多基因改变累积的过程，具有多基因控制和多因素调节的复杂性。

（五）表观遗传机制学说

传统研究中将致癌因素对于DNA所引起的一系列启动作用称为遗传机制。在致癌过程研究中，还发现存在非DNA序列改变（即非遗传机制）引起的癌症发生过程，称为非突变学说或表观遗传机制学说。表观遗传信息提供何时、何地、如何应用遗传信息的指令，在时空顺序上控制基因的表达，它不涉及DNA序列改变，但又可通过细胞分裂遗传给子代细胞。表观遗传机制包括DNA甲基化、组蛋白修饰、染色质重塑、非编码DNA等，它们构成表观遗传修饰网络，调控着具有组织和细胞特异性的基因表达。目前，表观遗传致癌机制的研究虽不如遗传毒性致癌机制研究深入，但对于某些致癌因素，这些非遗传致癌机制在它们诱导的致癌过程中也起着关键作用。

三、影响致癌的因素

癌是机体细胞在不同致癌因素长期作用下，基因发生了改变，失去对其自身的正常调控，从而发生过度增生及分化异常而形成的新生物，其外形通常表现为肿块。癌症是一种常见病、多发病，也是当今严重威胁人类健康和生命的一类疾病，它是全球主要的死亡原因之一。癌症的病因很复杂，是遗传因素和环境因素（化学性、物理性及生物性因素）交互作用的结果。

近几十年来，化学致癌问题引起了人们的广泛关注。IARC指出，80%～90%的癌症与环境因素有关，而其中最主要的是化学因素，约占90%以上。

四、致癌性的评价方法

目前所使用的致癌性评价方法可以分为三大类：哺乳动物短期致癌试验、哺乳动物长期致癌试验、人群癌症流行病学调查分析。它们在判别化学物质致癌性方面各有特点，往往需要互为补充才能够得到可靠的评价结论。

（一）哺乳动物短期致癌试验

哺乳动物短期致癌试验又称为有限体内试验，指时间有限（数月）、靶器官有限。比较受重视的短期致癌试验有下列 4 种。

1. 小鼠皮肤肿瘤诱发试验　于小鼠皮肤局部连续涂抹受试物，以观察皮肤乳头瘤和癌症的发生，一般 20 周可结束试验，较敏感的小鼠为 SENCAR 小鼠。此试验也可设计为检测受试物的引发活性或促长活性。典型的引发剂为多环芳烃，促长剂为佛波醇酯。

2. 小鼠肺瘤诱发试验　染毒途径常用腹腔注射，也可灌胃或吸入，一般 30 周可结束试验，观察肺肿瘤的发生，较敏感的小鼠为 A 系小鼠。此试验也可设计为检测受试物的引发活性或促长活性。典型的引发剂为乌拉坦，促长剂为二丁基羟基甲苯。

3. 大鼠肝转化灶诱发试验　对大鼠进行肝大部切除术后，给予受试物，一般可在 8 ~ 14 周结束试验，观察肝转化灶生成。肝转化灶是癌前病变，有 γ - 谷氨酰转肽酶活性升高，G6P 酶和 ATP 酶活性降低以及铁摄取能力降低的临床症状。转化灶可用组织化学或免疫化学方法鉴定。此试验也可设计为检测受试物的引发活性或促长活性。典型的引发剂为二乙基亚硝胺，促长剂为苯巴比妥。

4. 雌性大鼠乳腺癌诱发试验　一般可用 SD 或 Wistar 大鼠，试验周期为 6 个月。

上述四个试验不是成组试验，可根据受试物的特点选择使用。四个试验中的任一试验得到阳性结果的意义与长期动物致癌试验相似，但阴性结果并不能排除受试物的致癌性。

（二）哺乳动物长期致癌试验

1. 试验动物

（1）物种和品系　要求选用两种试验动物，常规选用大鼠和小鼠，也可用仓鼠。啮齿类动物对多数致癌物易感性较高，寿命相对较短，费用也较低，生理和病理学资料较完备，因此使用最广泛。在选择品系时应选择较敏感、自发肿瘤率低、生命力强及寿命较长的品系。

（2）性别　为了更接近人类的情况，应使用同等数量的雌、雄两种性别的动物。

（3）年龄　使用刚断乳的动物，以保证有足够长的染毒和发生癌症的时间，而且幼年动物解毒酶及免疫系统尚未完善，对致癌作用比较敏感。

2. 剂量选择和动物数量　致癌试验一般设三个试验组。美国国家癌症研究所（NCI）推荐以最大耐受剂量（MTD）为高剂量。MTD 是由 ICH（1995）提出，高剂量选择可以根据：①毒性终点，即 MTD；②药代动力学终点，啮齿类动物血浆 AUC（药时曲线下面积）为人的 25 倍；③选择吸收饱和剂量；④药效学终点，不应产生生理学和内稳态紊乱；⑤最大可行剂量，受试物在饲料中最高含量为 5%。限制剂量为 1500 mg/（kg·d）。中及低剂量组则按等比级数下推，如分别为上一个剂量水平的 1/2 或 1/3。低剂量组应不影响动物的正常生长、发育和寿命，即不产生任何毒性效应。但低剂量组应高于人的接触剂量，一般不低于高剂量的10%。中剂量组介于高、低剂量之间，如有可能，按受试物的毒物动力学性质来确定。对照组除不给受试物外，其他条件均与试验组相同。同时应设阴性（溶剂或赋形剂）对照组。必要时可设阳性对照组，阳性致癌物最好与受试物的化学结构相近。动物数量为每组至少有雌雄各50只动物，希望在出现第一个肿瘤时，每组还有不少于25只动物。

3. 染毒途径

（1）经口染毒　是将受试物给予实验动物的常用途径，一般把受试物掺入饲料或饮水中连续给予动物（5~7天/周），掺入的浓度一般不超过5%。

（2）经皮染毒　涂敷受试物的面积一般不少于动物体表总面积的10%。每天涂抹一次，每周3~7次。

（3）吸入染毒　每天染毒4小时，每周5~7天。染毒柜内受试物浓度应定期或连续监测，其分布应均匀、恒定。

4. 试验期限

（1）一般情况下，试验期限小鼠和仓鼠应为18个月，大鼠为24个月；然而对于某些生命期较长或自发肿瘤率低的动物品系，小鼠和仓鼠可持续24个月，大鼠可持续30个月。

（2）当最低剂量组或对照组存活的动物只有25%时，也可以结束试验；对于有明显性别差异的试验，则试验结束的时间对不同的性别应有所不同；在某种情况下因明显的毒性作用，只造成高剂量组动物过早死亡，此时不应结束试验。

（3）合格的阴性对照试验应符合下列标准：①因自溶、同类自食，或因管理问题所造成的动物损失在任何一组都不能高于10%。②小鼠和仓鼠在18个月，大鼠在24个月时各组存活的动物不能少于50%。

5. 观察和结果分析

（1）一般观察　每天观察受试动物一次，主要观察其外表、活动、摄食情况等。在试验最初三个月每周称体重一次，以后每两周称体重一次。

（2）病理检查　动物自然死亡或处死后必须及时进行病理检查，包括肉眼和组织切片检查。组织切片检查应包括已出现肿瘤或可疑肿瘤的器官和肉眼检查有明显病变的器官，应注意观察癌前病变。通过病理检查确定肿瘤的性质和靶器官。

（3）结果分析统计　各种肿瘤的数量（包括良性和恶性肿瘤）及任何少见的肿瘤、患肿瘤的动物数、每只动物的肿瘤数及肿瘤潜伏期。

肿瘤发生率（%）＝（试验结束时患肿瘤动物总数/有效动物总数）×100%

致癌试验阳性的判定标准采用WHO（1969）：①对于对照组也出现的一种或数种肿瘤，试验组肿瘤发生率增加；②试验组发生对照组没有的肿瘤类型；③试验组肿瘤发生早于对照组；④与对照组比较，试验组每个动物的平均肿瘤数增加。

在进行试验的两个物种、两种性别动物中，有一种结果为阳性，即认为该受试物有致癌性。两个物种、两种性别动物试验结果均为阴性时，方能认为未观察到致癌作用。

（4）结果报告　应着重报告发现肿瘤的部位、数量、性质、癌前病变，以及其他毒性效应；应报告剂量–反应关系及统计学分析结果。

（三）人群癌症流行病学调查分析

判断外源化学物是否为人类致癌物，人群流行病学资料具有决定性意义，是确定人类致癌物的最佳手段和途径。常用的方法是首先进行动物致癌试验，根据阳性结果检出潜在的人类致癌物，或先进行流行病学调查描述或临床观察发现可疑人类致癌物，然后再进行队列研究或病例对照检查。当癌症流行病学调查的结果为阳性且具有重复性时，即另一份同样的调查也得出阳性结果并存在剂量－效应关系，还可通过动物实验验证，其意义较大。但一次调查结果若为阴性，也不能完全确定受试物为非致癌物，仅能认为未观察到致癌作用的接触条件（剂量和时间）的上限。因此，当接触年限较短或剂量较低时，流行病学调查的阴性结果，不能用于否定对同一受试物进行另一调查的阳性结果。此时，人群流行病学调查资料对人类致癌物的测试和判断局限性较大。

任务四　免疫毒性作用及其评价

扫码"学一学"

一、毒物对免疫系统的毒性作用

免疫毒性是生物异源物与免疫系统相互作用引起的不良反应表现。不同的外源化学物可直接损伤免疫细胞的形态和功能，或通过干扰神经内分泌网络等，使机体免疫功能低下、免疫应答过低，导致个体易受感染因素或肿瘤的攻击；也可影响免疫细胞的抗原识别能力或敏感性，过度的或不适应的免疫应答引起病理损害，表现为超敏反应或自身免疫性疾病。外源化学物的免疫毒性作用主要有三种类型，即免疫抑制、超敏反应和自身免疫。

（一）免疫抑制

外源化学物对机体免疫功能的抑制作用包括体液免疫功能、细胞免疫功能、巨噬细胞功能、NK 细胞功能及宿主抵抗力等。凡具有免疫抑制的化学物均能降低机体对细菌、病毒、肿瘤及寄生虫的抵抗力。

可以引起免疫抑制毒性作用的外源化学物种类繁多，目前研究较充分、结论较肯定的已有上百种，包括食品中常见的一些污染物，见表 7 – 1。

表 7 – 1　常见的具有免疫抑制毒性作用的外源化学物

种类	常见的外源化学物
多卤代芳烃类	多氯联苯、多溴联苯、六氯苯、四氯二苯并呋喃、四氯二苯对二噁英等
多环芳烃类	苯并（a）蒽、7，12 – 二甲基苯并（a）蒽、三甲基胆蒽、苯并（a）芘等
农药类	乐果、DDT、敌百虫、马拉硫磷、甲基对硫磷等
金属类	铅、镉、砷、汞、铬、镍、锌、铜、甲基汞、有机锡等
嗜好品类	乙醇、可卡因、阿片类、尼古丁、大麻酚类等
微生物毒素类	伏马菌素、黄曲霉毒素、赭曲霉毒素 A、单端孢霉烯类 T – 2 毒素等

（二）超敏反应

超敏反应又称变态反应或过敏反应，是指机体受同一抗原再次刺激后产生的一种异常或病理性免疫反应。超敏反应与免疫反应本质上都是机体对某些抗原物质的特异性免疫应答，但超敏反应主要表现为组织损伤和（或）生理功能紊乱，免疫反应则主要表现为生理性防御效应。

接触外源化学物引起的超敏反应，最常见的有接触性皮炎（包括光敏性皮炎）、过敏性鼻炎和过敏性肺病（包括过敏性哮喘、过敏性肺炎、肺部肉芽肿）等。能引起超敏反应的食物有 170 多种，常见的如表 7-2 所示。

表 7-2 引起超敏反应的常见食物

种类	常见食物
奶类和蛋类	牛奶和蛋类（鸡蛋、鸭蛋、鹅蛋、鹌鹑蛋、鸵鸟蛋等）
海产品、水产品类	鱼类、鱿鱼、贝类、蚌类、蟹类、虾类等
坚果类	花生、核桃、腰果、榛子、松子、栗子、开心果、大杏仁、扁桃仁等
谷物类	芝麻、玉米、稻米、荞麦、小麦、燕麦、黑麦、大麦等
豆类	黄豆、扁豆等
水果类	桃子、苹果、香蕉、芒果、菠萝、草莓、樱桃、木瓜、葡萄、柑橘等
蔬菜类	茼蒿、香菜、灰菜、菜豆、土豆、芹菜、番茄、胡萝卜等
调味料	葱、姜、蒜、味精、胡椒、芥末油、咖喱粉、孜然粉等
其他加工食品	蜂蜜、咖啡、巧克力、啤酒、果酒、白酒和花粉制成的保健品等
食物添加剂	亚硫酸盐、苯甲酸盐等

（三）自身免疫

自身免疫是机体对自身组织成分或细胞抗原性失去免疫耐受性，导致自身免疫效应细胞和自身抗体产生，称为自身免疫。自身免疫反应达到一定强度，以致破坏正常组织结构并引起相应临床症状时，称为自身免疫病。

外源化学物引起自身免疫反应和自身免疫病，其基本病理特征为化学物质诱导体内自身抗原刺激机体免疫活性细胞，特别是辅助 T 淋巴细胞，进而激活 B 淋巴细胞，产生一种或多种自身抗体，抗原和抗体结合形成免疫复合物，随血液循环到某些部位沉积下来，干扰相应器官的正常生理功能，并通过激活补体，促进炎性细胞浸润，造成组织损伤。

食品中常见的污染物重金属汞、镉已被证实会引起免疫复合物性肾小球肾炎，酒石酸可能会引起系统性红斑狼疮，掺假的菜籽油可能会引起全身性硬皮病等。

二、免疫毒性作用的试验与评价方法

（一）免疫抑制作用的试验与评价方法

外源化学物引起免疫抑制的机制较为复杂，可分为直接作用和间接作用两大类。外源化学物可直接作用于不同的免疫器官、免疫细胞或免疫分子而干扰正常的免疫应答。外源化学物也可通过间接影响神经内分泌系统造成免疫功能紊乱或继发于其他靶器官毒性的免疫损伤。外源化学物还可通过对营养和代谢的影响而引起免疫抑制。

由于免疫系统的复杂性，目前国内外对外源化学物的免疫毒性（尤其是免疫抑制）作用机制的认识较为有限，检测方案也未完全统一。免疫抑制的评价涉及体液免疫反应、细胞免疫应答、巨噬细胞功能、NK 细胞活性、免疫中枢器官及外周器官的组织病理评价等多个方面。

1. 免疫病理学检查　是对机体免疫器官（胸腺、脾脏、淋巴结）的组织结构进行分析以评价外源化学物对免疫功能的影响。外源化学物的免疫毒性可表现为淋巴器官重量或组织病理学的改变、外周淋巴细胞或骨髓细胞的量或质的变化、及淋巴细胞表面标记的改变等。故需要在血常规检查中注意血细胞计数和分类，并在动物解剖后通过肉眼和组织病理学检查评价胸腺、脾脏、骨髓和淋巴结的组织结构与细胞类型，同时应注意局部黏膜相关淋巴组织，如鼻黏膜淋巴组织、支气管黏膜相关淋巴组织、肠黏膜相关淋巴组织、皮肤黏膜相关淋巴组织的改变等。

2. 体液免疫应答　一般用特异性抗原免疫动物，刺激脾 B 淋巴细胞活化并分泌抗体，然后观察抗体生成量（抗体滴度）或抗体形成细胞数等。PFC 试验是一种灵敏且常用的方法。通常用的抗原有绵羊红细胞、牛血清白蛋白、脂多糖等。对抗体可用血凝法、酶联免疫吸附分析法、免疫电泳、免疫扩散等方法进行检测，对抗体形成细胞可用 Jeme 改良玻片法、Cunningham 小室法进行测定，方法简单、特异性较强，不需要特殊的仪器。

3. 细胞免疫功能　主要由 T 细胞完成，细胞免疫担负着迟发型变态反应、移植排斥、肿瘤免疫等重要功能。用于测定细胞免疫功能的方法有细胞毒性 T 细胞杀伤试验（CTL）、T 淋巴细胞增殖试验、迟发型变态反应、移植物抗宿主反应、皮肤移植排斥反应等。CTL 试验评价 T 淋巴细胞识别和溶解经抗原处理后的靶细胞的能力。测定方法为先将待测淋巴细胞与特定的靶细胞共同孵育以致敏，再收集已获得记忆的致敏 T 细胞与相应靶细胞抗原反应，可表现为破坏和溶解靶细胞，它是评价机体细胞免疫水平的一种常用指标。

（二）超敏反应的试验与评价方法

对于外源化学物引起的过敏，目前常规的研究都是采用豚鼠进行皮肤致敏试验、主动过敏试验或被动过敏试验，研究对象是引起皮肤或全身过敏的化学物，给药方式包括经皮肤或静脉给药。较经典的方法包括局部淋巴结试验：将致敏物涂抹到小鼠耳表面皮肤后，通过皮肤吸收，引起结缔组织中免疫相关细胞致敏，当再次接触该化学物后，由于记忆细胞作用，会促进接触局部回流淋巴结内的 T 淋巴细胞大量增殖，可通过其增殖能力强弱而评价该化学物致敏性。常用的方法是将二硝基氟苯作为一种半抗原，将其稀释后涂抹于动物的腹壁皮肤，4～7 天后再将其涂抹于耳部或足部皮肤，使局部产生迟发型变态反应。一般在抗原攻击后 24～48 小时反应达到高峰，因此在此时测定肿胀程度。目前也有研究采用巨噬细胞体外试验通过其诱发的特定蛋白及炎症性细胞因子水平变化来预测化学物的致敏性强弱。

（三）自身免疫反应的试验与评价方法

在食品的有毒有害物质中，金属镉、汞等可能导致免疫复合物性肾小球肾炎，多溴联苯、多氯联苯等可能导致自身免疫性甲状腺疾病。外源化学物引起自身免疫的主要特点是具有遗传易感性和抗性遗传，在实验动物中某些品系的小鼠自身免疫疾病的发病率较高。近年来，有研究者采用腘窝淋巴结试验进行可诱导自身免疫反应化学物的筛选，主要依据是可导致自身免疫反应的一些化学物同时可引起腘窝淋巴结增大，且淋巴结局部的病理组织学变化与宿主抗移植物反应类似。故通过给小鼠足跖部皮下注射化学物，通过其引起腘窝淋巴结内 T、B 淋巴细胞增殖而使淋巴结肿大的程度来检测外源化学物引起的自身免疫反应。

拓展阅读

胎儿乙醇综合征

胎儿乙醇综合征（fetal alcohol syndrome，FAS），又称为胎儿酒精损害综合征、胎儿酒精中毒综合征、乙醇性胚胎 – 胎儿综合征、先天性乙醇综合征等。1973 年，美国人 Kenneth Jones 和 David Smith 提出胎儿乙醇综合征这一概念。这种病证的发生，是由于孕期妇女在妊娠早期严重酗酒，所生下的婴儿具有乙醇中毒的中枢神经系统损害、智力差、体格小、畸形多、具有特殊面容的一组症候。在智力障碍性疾病中，FAS 位居第三位。FAS 的临床表现型有较大差异，常见临床表现有中枢神经系统异常、先天性心脏发育异常、生长发育迟缓及特殊面容等几个方面。其中，特殊面容主要表现为面颊扁平、额部狭窄、短鼻、小颌畸形、眼球细小、睑裂狭小并斜向外下方、人中表浅、双耳大而低位等。乙醇对患儿的中枢神经系统为永久性损害，FAS 是一种不能完全治愈的病证，只能部分恢复。胎儿乙醇综合征是一种非常具有破坏性的生育缺陷。

思考题

1. 什么是生殖毒性？什么是发育毒性？
2. 发育毒性作用表现的主要种类有哪些？各自的作用特点是什么？
3. 外源化学物致突变作用的类型有哪些？
4. 简述化学致癌机制。
5. 如何对化学致癌作用进行评价？

扫码"练一练"

（潘伟男）

项目八　食品毒理学安全性评价程序与规范

任务一　毒理学安全性评价概述

扫码"学一学"

案例讨论

案例：在人类的生产和生活环境中，存在着多种多样的化学物质，既有天然合成的，也有人工合成的，他们一方面为我们创造了大量的物质财富，提高了生活质量，另一方面也给人类健康带来了许多不利的影响，如日本发生的因有机汞污染所致的水俣病，欧洲妇女因服用反应停引起的大量新生儿畸形，印度博帕尔因剧毒物质异氰酸甲酯泄漏造成的众多居民中毒死亡等重大不幸事件，令世人震惊。据估计，目前常用的7万多种化学物质中，约有10%为致突变物，迄今为止国际癌症研究机构颁布的文集中确定约有60种化学毒物在生产过程中对人类有致癌性，在这种严峻的形势下，对特定化学物质产生毒害的可能性作出准确的评价，在此基础上进行有效的管理，以保护人民的身体健康，具有十分重要的意义。

问题：如何对化学物质产生的危险性进行评价？

一、毒理学安全性评价的概念

20世纪50年代初发展起来的化学物质安全性评价，主要是基于毒理学动物实验结果，并结合人群流行病学调查资料来阐明特定化学毒物的毒性及其潜在危害，预测人类接触或使用该化学毒物时的安全程度，为制定相应的卫生标准提供科学依据。安全性评价有一整套鉴定程序，最后一般是由动物实验获得的，最大无作用剂量或NOAEL除以安全系数来估计人的NOAEL，并在此基础上制定人的每日允许摄入量等限量标准，以避免化学毒物对人体健康产生不利影响。

1983 年美国国家科学研究顾问委员会任命专门小组制定、发布了危险度评价的程序，将其主要内容和步骤分为四个部分，危害性认定、剂量－反应关系评价、接触评价和危险特征分析，总称为危险度评价。在此基础上，作出决策，并制定标准和措施的过程，称为危险度管理。

（一）安全性

危险度和安全性都属于统计学概念，前者指化学毒物在一定条件下造成机体损害的概率，后者与其相反，指化学毒物在特定条件下不引起机体出现损害效应的概率。二者是从不同的角度来研究同一问题及化学毒物与机体接触的结果，从理论上讲，安全性是指无危险度或危险度低至可以忽略的程度。可是人们在日常的生活与生产过程中从事的每一项活动都伴随一定的危险度，并不存在绝对安全或危险度为零的情况，安全性只能是相对的。

（二）可接受的危险度和实际安全剂量

物质在一定条件下都可以成为毒物，只要接触就存在中毒的可能性。只有接触剂量低于特定物质的阈剂量才没有危险，但实际上在多数情况下，某些化学物质的阈值难以精确确定或是虽然能确定，但无法限制到绝对无危险的程度。尤其是诱变剂和致癌物，可能没有阈值除了剂量为零时，其他剂量均有引起损害的可能性，对于这样的化学毒物要求绝对安全是不可能的。由于这些物质中为数不少具有实际应用价值，不能完全舍弃不用。由此提出了可接受的危险度的概念，可接受的危险度是指公众和社会在精神心理等各方面均能承受的危险度。

就特定化学毒物引起的具体疾病而言，即使从未接触过该化学毒物的人群中，也可以出现一定比例的患者。当接触人群中的发病率与非接触人群的相比，基本一致或略有增高时，即可将该水平的发病率视为这种化学毒物所致人体健康危害的可接受危险度。

二、危险度评价

危险度评价是在综合分析人群流行病学观察、毒理学试验、环境监测和健康监护等多方面研究资料的基础上，对化学毒物损害人类健康的潜在能力进行定性和定量的评估，以判断损害可能发生的概率和严重程度。目的是确定可接受的危险度，为政府管理部门正确的作出卫生和环保决策，制定相应的卫生标准，提供科学依据，从而最大限度地保障广大人民群众的身体健康。

危险度评价由四个部分组成即危害性认定、剂量－反应关系评价、接触评定和危害度特征分析。

（一）危害性认定

危害性认定是危险度评价的第一阶段，为定性评价阶段。目的是确定待评价化学毒物在一定条件下与机体接触后，能否产生损害效应的性质和特点如何、化学毒物与损害效应之间有无因果关系。

1. 危害性认定的科学依据　在进行研究之前，首先要获得足够的相关科学资料作为依据，这是认定的基础。

（1）待评价化学毒物资料　①化学结构与理化特性方面的资料，如化学结构式、脂质在水中的溶解度、酸碱度、亲电性、挥发度、纯度、杂质种类及其含量等有关用途；

②使用方式和范围等方面的资料以及在环境中稳定性；③能否发生化学反应或转化为毒性更小或较弱的衍生物方面的资料等。这些资料一般可以通过查阅文献获得或由生产厂家提供，但有时需要经实验室检测确定。结构活性关系的研究对于危害认定具有重要意义。

（2）流行病学调查研究资料　能直接反映特定化学毒物与机体接触后所造成的损害作用，不像毒理学动物实验结果那样存在种属间外推的问题，故不确定因素较少，易于确定因果关系，在危害性认定中具有决定性意义。资料的来源包括在职业性接触人群或环境污染区居民中进行的调查，药物毒性的临床观察，意外事故的原因追查和对志愿人员的试验与检测等。通过这些研究，可以获得有关接触者的主观感受以及精神和心理状态方面的资料，在动物实验中无法得到，显得尤为重要。人群流行病学调查也有不足之处，很难找到化学物质污染水平稳定并且几个不同污染水平的现场；环境中往往是多种有害因素同时存在不易控制；对于新合成的化学物质，因找不到接触人群而无法调查等。尽管如此，设计周密的人群流行病学调查资料可为危害性认定提供最有价值的科学依据。

（3）毒理学试验资料　由于理想人群的流行病学调查资料一般难以获得，毒理学试验资料常被用为危险度评价的主要依据。毒理学试验研究最大的优点是可以人为地控制试验条件，根据已掌握的待评化学物质资料，选用最敏感的实验动物，确定动物的年龄、性别、个组、染毒剂量与染毒方式、染毒期限和观察指标等，排除许多混杂干扰因素的影响，获得比较确定的受试物与机体损害效应之间的剂量－反应关系和因果关系，并在此基础上评价和预测对人体造成危害的可能性。毒理学资料用于危险度评价的主要问题是种属差异带来的不确定性，在把动物实验结果外推至人时，必须十分慎重。

2. 危害性效应的分类根据　待评物质对机体作用的部位性质和剂量－反应关系类型，可将危害性效应分为两类，有阈值效应和无阈值效应。

（1）有阈值效应　化学物质对于机体产生的一般毒效应，如引起生理生化过程的异常改变、病理组织学的变化等，只有达到某一剂量水平时才能发生，低于此剂量及检测不到，属于有阈值效应。这样的化学毒物应按照有阈值毒物进行评价。评价时要注意选择最敏感的指标，特别是应该重视对于中枢神经等系统以及肝、肾等重要器官的损害作用。

化学毒物作用于生殖细胞、胚胎或胎儿，导致细胞死亡，生物合成减少，分化程度改变，形态发育障碍最终表现为胚胎死亡、生长迟缓、畸形和功能不全，视为发育毒性或胚胎毒性。对于此类毒物目前尚缺少权重分类标准，但一般认为有阈剂量存在也应按有阈值毒物进行评价。

（2）无阈值效应　目前认为化学毒物的致癌作用，以及致体细胞和生殖细胞突变的作用，在零以上的任何剂量均可发生，即具有零阈剂量反应关系。具体说来，凡属于 IARC 分类标准（表 8－1）中 2B 组以上或 EPA 分级标准（表 8－2）中 C 级以上的化学毒物可以认为是致癌物。EPA 还指出凡能引起生殖细胞基因点突变和或染色体结构重排的化学毒物，都具有零阈值。对于这样的物质，都应按照无阈值毒物进行危险性评价。

表 8 – 1　国际癌症研究机构的致癌物分类标准

组别	分　类	对人类致癌性证据	对动物致癌性证据
1	确定人类致癌物	充分	— *
2A	可能人类致癌物	有限	充分
2B	可疑人类致癌物	有限	有限
3	不能分类	不充分	不充分
4	非人类致癌物	无	无

注：* 此项无证据也不能否定分类结果。

表 8 – 2　美国环境保护局的致癌物分类标准

人群资料	动物实验资料				
	证据充分	证据有限	证据不足	无资料	无证据
证据充分	A	A	A	A	A
证据有限	B1	B1	B1	B1	B1
证据不足	B2	B2	B2	B2	B2
无资料	B2	C	D	D	D
无证据	B2	C	D	D	E

注：A 级为人类致癌物，B 级为可能人类致癌物，C 级为可疑人类致癌物，D 级为对人类致癌物不能分级，E 级为非人类致癌物。

（二）剂量 – 反应关系评价

剂量 – 反应关系评价是危险度评价的第二阶段，又是定量危险度评价的第一步。其目的是在认定待测物质具有危害性的基础上，依据人群流行病学调查资料的毒理学研究结果，阐明不同剂量水平的待测物质与接触群体中出现的最为敏感的关键的有害效应发生率之间的定量关系，进行实验动物与人群之间，以及不同人群之间的剂量 – 反应关系的推导，确定合适的剂量 – 反应曲线并获得待定接触剂量下评价人群危险度的基准值。

1. 有阈值化学毒物的剂量 – 反应关系评价　有阈值化学毒物的剂量 – 反应评价方法及安全评价法，通过评价确定待评物质不引起机体出现任何有害效应的最高剂量，或出现有害效应的最低剂量，作为基准值来评价危险人群在某种接触剂量的危险度，并估计该物质在各种环境介质中的最高允许浓度。

（1）参考剂量　其在概念上类似于每日允许摄入量为日平均接触剂量的估计值，人群（包括敏感亚群）在终生接触该剂量水平带瓶物质的条件下，预测一生中发生非致癌物或非致突变有害效应的危险度可低至不能检出的程度，单位为 mg/（kg·d）。

（2）不确定系数及安全系数　由于理想的人群流行病学资料通常难以获得，独立学研究资料成为危险度评价的主要依据，在把动物实验结果向人外推的过程中，存在许多不确定因素，会造成误差。由于人对于多数化学毒物的毒性要比动物敏感，尤其是以 mg/kg 体重表示剂量时更是如此，在计算参考剂量时，应把实验动物的最高剂量或最低剂量缩小一定倍数来校正误差，确保安全，这一缩小的倍数即为不确定系数或安全系数，又称为外推系数或转换系数。不确定系数具有保守的性质，可以防止低估有阈值化学毒物对人类健康的危害。

（3）确定参考剂量　要确定有阈值化学毒物的参考剂量，应首先对人群流行病学调查资料与毒理学动物实验结果进行分析，明确剂量－反应关系确定最高剂量或最低剂量，然后用最高剂量或最低剂量除以不确定系数，不确定系数又可以分为标准化不确定系数和修正系数两部分。计算公式为：参考剂量＝最高剂量或最低剂量/不确定系数×修正系数。

（4）基准剂量 在计算基准剂量时，最高剂量或最低剂量是关键参数。他们往往受实验组数、每组实验动物数、各试验组的剂量间隔、损害效应发生率高低和试验数据的变异程度等因素的影响，准确性不高。另外，最高剂量和最低剂量都只是一个试验剂量，是剂量－反应关系中的一个点值，不能全面反映化学毒物有害效应的特征。最高剂量或最低剂量相同或近似的物质，其剂量反应曲线的斜率可能不同，这就会使推导出来的基准剂量产生较大误差。

2. 无阈值化学毒物的剂量－反应关系评价 这类化学毒物的致突变或致癌效应在除婴儿外的所有剂量均可能发生。因此进行评价的关键问题是确定剂量范围内的剂量－反应关系，在此基础上预测危险人群在特定接触水平下发生癌变的危险度。化学毒物的致突变和致癌作用主要靠毒理学鉴定程序来认定。为在数量有限的实验动物中、在较短的时间内观察到明显的效应发生，毒理学研究中使用的剂量要明显高于人群的实际接触剂量，所以，在把动物实验结果应用于人时，不仅存在种属差异的问题，而且存在高剂量向低剂量外推的问题，这个问题比较复杂，许多化学毒物在高、低剂量下的毒效应并不相同，如聚氧乙烯在极高剂量先导致膀胱结石，进而引起肿瘤，但低剂量时无此效应。即便有毒效应性质相同的化学毒物，在低剂量区的剂量－反应曲线也有不同的形式，如超线性、线性、次线性等，而毒理学研究往往不能提供这部分资料。这样在使用不同外推模型对同一试验资料进行预测时，常有很大差异。另一个影响剂量－反应关系的重要因素是代谢过程。某些化学毒物在高剂量时可使机体解毒能力饱和，然后引起毒效应，低剂量时就不会出现这种情况。如将高剂量所得结果向低剂量外推势必导致错误的结论。对于需经代谢活化的物质，其毒效应通常不与接触剂量直接相关，而与代谢产物的数量直接相关。因此，代谢动力学过程和毒作用机制的深入研究对正确地进行剂量－反应关系评价至关重要。

三、危险度管理

危险度管理是以危险度评价的结果为依据，综合考虑社会发展的实际需要以及公共卫生、经济、工程、法律、政治等多方面因素，进行费用效益分析，确定可接受的危险度，制定有效的法规条例和管理措施并予以实施，以达到保护人民群众身体健康的目的。如果说危险度评价主要是毒理学工作者的任务，危险度管理则需要卫生管理、毒理学、环境保护、工农业生产、经济学、工程技术等多方面的专业技术人员共同参与。他们根据危险度评价所提供的科学研究结果进行认真论证，充分权衡利弊，在此基础上决定取舍并制定政策。对于那些毒性较高，易于造成环境污染和危害人体健康，又并非工农业生产所必需（如有代替品）的化学毒物，可认为弊大于利，禁止其继续使用。而对另一些化学毒物，如铅、汞、锰等重金属，虽然对人体可能造成一定的危害，但由于是重要的工业原料，在国民经济建设中具有多种用途，可以产生很大的社会效应和经济效应，又没有其他适宜的物质可以取代，经过综合分析之后，可认为利大于弊，可以继续使用，但必须建立相应的控制和管理措施，使其对环境与健康的危害低于可接受的危险度水平。该措施包括制定和执行特定化学毒物的卫生标准，对生活和生产环境进行监测，对接触人群进行观察监护以及控制危害发生将要采取的工程技术措施等。

需要指出的是，在制定措施的时候，要密切结合国情，抱着科学、严谨、实事求是的态度，充分考虑社会各方面的承受能力，把危险度控制在一个合理的水平上。如国际上目前对致癌物的危险度管理多采用"社会可接受危险度"的概念并制定相应的实际安全剂量，而不是一味地追求"零"危险度，就是一个很好的例子。

综上所述，危险度评价和危险度管理对于认识化学毒物的有害作用、判断其危险程度、提出防护对策、制定卫生标准，为政府机构提供决策依据以及保护人民群众的身体健康和生存质量方面，正发挥着越来越大的作用。由于发展的历史不长，危险度评价和危险度管理在理论上和实际操作过程中还存在一些问题，将会在不断发展和完善的过程中得到解决。

扫码"学一学"

任务二　毒理学安全性评价发展进程

一、毒理学安全性评价的基本概念

毒理学安全性评价是通过动物实验和对人群的观察，阐明待评物质的毒性及潜在的危害，决定其能否进入市场或产品安全使用的条件，以达到最大限度地减小其危害作用，保护人民身体健康的目的。它实际上是在了解某种物质的毒性及危害性的基础上，全面权衡其利弊和实际应用的可能性，从确保该物质的最大效益，对生态环境与人类健康最小危害性的角度，对该物质能否生产和使用作出判断，或寻求人类的安全基础条件的过程。

二、毒理学安全性评价的意义

管理毒理学是毒理学的一个分支，将毒理学的原理、技术和研究结果应用于独立管理，以防治人类的中毒性健康危害及保护环境，它涉及独立学科及管理部门以及制定立法执法两个方面的内容。卫生行政执法和处罚以法律法规为准绳，而毒理学安全性评价则是裁决的基础。进行毒理学测试和研究，必须有严格规范的规定与评价准绳。

世界各国对化学物质进行毒理学安全性评价均以人类使用相对安全为前提，要知道绝对的安全是不可能存在的，评价的依据是人类或社会能够接受的安全性，我国对不同物质进行毒理学安全性评价时，对安全性的要求是指中华人民共和国法律法规允许下的安全，指我国社会发展到现今阶段所能接受的危险度水平。

扫码"学一学"

任务三　食品中危害成分的毒理学评价

一、毒理学安全性评价程序的选用原则

在毒理学安全性评价时，需根据受试动物的物种来选择相应的程序，不同的化学物质，

所选择的程序不同。一般根据化学物质的种类和用途，来选择国家部委和各级政府发布的法规规定和行业规范中相应的程序。

毒理学评价采用分阶段进行的原则，即各种毒性试验按一定顺序进行明确先进行哪项试验，再进行哪项试验，目的是以最短的时间，用最经济的办法，取得最可靠的结果。实际工作中常常是先安排试验周期短、费用低、预测价值高的试验。

不同的评价程序对毒性试验划分的阶段性有不同的要求，有些程序要求进行人体或人群试验。一般来说，投产之前或登记销售之前，必须进行第一、第二阶段的试验。凡属我国首创的化学物质，一般要求选择第三阶段，甚至第四阶段的某些有关项目进行测试，特别是对其中产量较大，使用面广，接触机会较多，或化学结构提示有慢性毒性、遗传毒性和致癌性可能者必须进行全部四个阶段的试验。对于有一定毒性资料的仿制品，若生产单位能证明其产品的理化性质、纯度、杂质、成分及含量，均与国外原产品相似，并经一项急性毒性试验和致突变试验进行核对，如试验结果与国外产品或文献资料一致，一般不再继续进行实验，可参考国外有关资料或规定进行评价；如产品质量或毒理学试验结果与国外资料或产品不相同，必须进行第一、第二阶段的试验。

二、试验前的准备工作

人们经常接触的化学物质有环境污染物、食品、化妆品、药物和农药等，无论对哪类化学物质进行毒理学毒性鉴定，都必须做好充分的准备工作。试验前应了解化学物质的基本特性，如化学物质名称、化学结构式、分子质量、理化性质（如熔点、沸点、蒸汽压、溶解度、pH、纯度、杂质等）和有关的参数，也应了解受是受检样品的规格、用途、使用范围、使用方式等。以了解这类可能接触的途径和剂量，过度接触以及滥用或误用的可能性等，以便预测毒性和进行合理的试验设计。

（一）收集化学物质有关的基本资料

1. 化学结构　根据结构式有时可以预测一些化学物质的毒性大小和致癌活性。如西方和我国学者运用量子力学原理，提出几种致癌活性与化学结构关系的理论，有助于推算多环芳烃的致癌活性。

2. 组织成分和杂质　化学中存在杂质，有时可能导致错误的评价。特别是对低毒化学物，在动物实验中，可因其中所含的杂质而增加毒性。有时还需了解在配置、储存时组成成分及理化性质有无变化，或者环境中可形成的转化产物等。

3. 理化性质　主要了解其外观、相对密度、沸点、熔点、水溶性和脂溶性、蒸气压在常见溶剂中的溶解度、乳化性或混悬性、储存稳定性等。

4. 化学物的定量分析方法　这些资料可通过向有关部门了解，或者查阅有关文献资料获得，必须是需要由实验室测定而获得。

5. 原料和中间体　了解化学物质生产流程，生产过程所用的原料和中间体，可以帮助估测化学物质的毒性。

（二）了解化学物质的使用情况

包括使用方式及人体接触途径，用途及使用范围、使用量，化学物质所产生的社会效益、经济效益和人群健康效益等。这些将为毒性试验的设计和对试验结果进行综合评价等提供参考。例如对食品添加剂应掌握其加入食品中的数量，农药应掌握施用剂量和在食品中的可能残留量。如为环境污染物，应了解其在水、空气和土壤中的含量。工业毒物则应考虑其在空气中的最大浓度。因此在进行毒理学评价时，应对该物质通过各种途径进入人体的实际接触最大剂量作出估计。

（三）选用人类实际接触和应用的产品形式进行试验

一般来说，用于毒理学安全性评价的受试物，应采用工业品或市售商品。而不是纯化学品，以反映人体实际接触的情况。应当注意的是，在整个试验过程中所使用的受试物，必须是规格纯度完全一致的产品。当需要确定该化学品的毒性来源于化学物质还是所含杂质时，通常采用纯品和应用品分别进行试验，将其结果进行比较。

（四）选择实验动物的要求

动物种类对受试化学物的代谢方式，应尽可能与人类相近，进行毒理学评价时，优先考虑哺乳类的杂食动物。如大鼠是杂食动物，食性和代谢过程与人类较为接近，对许多化学物质的毒作用比较敏感，加上具有体型小、自然寿命不太长、价格便宜、易于饲养等特点，故在毒理学试验中，除特殊情况外，一般多采用大鼠。此外小鼠、仓鼠、家兔等也可供使用。对种属相同但品系不同的动物，同一种化学物质，有时可以引发程度不同甚至性质完全不同的反应。因此为了减少同种动物不同品系造成的差异，最好采用纯系动物或内部杂交动物和第一代杂交动物进行试验，这些动物具有稳定的遗传特性、动物生理常数、营养需要和应激反应都比较稳定，所以对外来化合物的反应较为一致，个体差异小、重复性好。

三、不同阶段安全性评价的毒理学项目

安全性评价首先是对化学物质进行毒性鉴定，通过一系列的毒理学试验，测试该毒物化学物对实验动物的毒性作用和其他特殊毒性作用，从而评价和预测对人体可能造成的危害。我国对农药、食品、化妆品、消毒产品等健康相关产品的毒理学安全性评价，一般要求分阶段进行，各类物质依照的法规不同，因而各阶段的试验名称有所不同（表8-3）。

表8-3 健康相关产品毒理学评价阶段与试验项目

	农药	食品	化妆品	消毒产品
第一阶段	急性毒性试验，皮肤与眼黏膜试验（皮肤刺激、致敏试验、眼刺激试验）	急性毒性试验	急性毒性试验，皮肤、黏膜试验（皮肤刺激、致敏、光毒、眼刺激）	急性毒性试验、皮肤、黏膜试验
第二阶段	蓄积毒性试验、致突变试验	遗传毒性试验、致畸试验、30天喂养试验	亚慢性毒性试验、致畸试验	遗传毒性试验、蓄积试验
第三阶段	亚慢性毒性试验、代谢试验	亚慢性毒性试验、繁殖试验、代谢试验	致突变、致癌短期生物筛选	亚慢性毒性试验、致畸试验
第四阶段	慢性代谢试验、致癌试验	慢性毒性试验、致癌试验	慢性毒性试验、致癌试验	慢性毒性试验、致癌试验
第五阶段			人体试验（激发斑贴、试用试验）	

注：食品包括添加剂、新资源食品、保健食品、食品包装材料、消毒剂。

完整的毒理学评价通常可划分为以下四个阶段的试验，并结合人群资料进行研究。

（一）第一阶段（急性毒性阶段）

了解受试化学物的急性毒作用强度、性质和可能的靶器官，为急性毒性定性、进一步试验的剂量设计和毒性判断指标的选择提供依据。

1. 急性毒性试验　测定经口、经皮、经呼吸道的急性毒性参数（LD_{50}和LC_{50}），对化学物的毒性作出初步的估计。染毒途径的选择取决于化学物的理化性质和生产、使用过程与人体的接触途径。

2. 动物皮肤黏膜试验　包括皮肤刺激试验、眼刺激试验和皮肤变态反应试验。化妆品毒性评价还应增加皮肤光毒与光变态反应试验。凡是有可能与皮肤或眼接触的化学物质应进行这项试验。

3. 吸入刺激阈浓度试验　对呼吸道有刺激作用的化学物质进行本试验。

（二）第二阶段（亚急性毒性试验和致突变试验）

了解多次重复接触化学物对机体健康可能造成的潜在危害，并提供靶器官和蓄积毒性等资料，为亚慢性毒性试验设计提供依据，并且初步评价受试化学物是否存在致突变性或潜在的致癌性。

1. 30 天亚急性毒性试验或 20 天蓄积试验　以上两种试验可任选一种进行，主要了解受试化学物在体内的蓄积情况。选择何种染毒途径（经口、经皮、经呼吸道）取决于化学物的理化性质和人体的实际接触途径，应注意受损靶器官的病理组织学检查。

2. 致突变试验

（1）原核细胞基因突变试验　Ames 试验、大肠埃希菌试验、枯草杆菌试验。

（2）真核细胞染色体畸变试验　微核试验或骨髓细胞染色体畸变分析；如试验结果为阳性，可在下列测试项目中再选两项进行最后评价。DNA 修复合成试验、显性致死试验、果蝇伴隐性致死试验和体外细胞转化试验。当三项试验呈阳性时，除非该化学物质具有十分重要的价值，一般应放弃继续试验；如一项阳性，再加两项补充试验仍呈阳性者，一般也应放弃。

（三）第三阶段（亚慢性毒性试验和代谢试验）

了解较长期反复接触受试化学物对动物的毒作用性质的靶器官，评估对人体健康可能引起的潜在危害，确定最大无作用剂量的估计值，并为慢性毒性试验和致癌试验设计提供参考依据。

1. 亚慢性毒性试验　包括 90 天亚慢性毒性试验和致畸试验、繁殖试验可采用同批染毒分批观察，也可根据受试化学物的性质进行其中某一项试验。

2. 代谢试验（毒物动力学试验）　了解化学物在体内的吸收、分布和排泄速度，有无蓄积性及在主要器官和组织中的分布。

（四）第四阶段（慢性毒性试验和致癌试验）

预测长期接触可能出现的毒作用，尤其是进行性或不可逆性毒性作用及致癌作用时，为确定最大无作用剂量和判断化学物能否应用于实际提供依据。本阶段包括慢性毒性试验和致癌试验，这些试验所需时间周期长，可以考虑将二者结合进行。

（五）人群接触资料

人群资料是受试化学物对人体毒作用和致癌危害性最直接可靠的依据，在化学安全性评价中具有决定性作用，这些资料的来源除了皮肤刺激试验的数据来自于志愿者外，中毒事故的调查与记载可提供人体中毒剂量和效应的资料，而人群流行病学是进行安全性评价的宝贵资料。需注意的是，应将因素分析与试验资料综合起来进行评价。

四、安全性评价中需要注意的问题

影响毒性鉴定和安全性评价的因素很多，进行安全性评价时需要考虑和消除多方面因素的干扰，尽可能科学公正地作出评价结论。

（一）试验设计的科学性

化学物质安全性评价将毒理学知识应用于卫生科学，是科学性很强的工作，也是一项创造性的劳动，因此不能以模式化对待，必须根据受试化学物的具体情况，充分利用国内外现有的相关资料，讲求实效地进行科学的试验设计。

（二）试验方法的标准化

试验方法和操作技术的标准化是实现国际规范和实验室间数据比较的基础。化学物安全性评价结果是否可靠，取决于毒理学试验的科学性。进行毒理学科学的测试与研究，要求有严格规范的规定与评价标准。这些规范与基准必须符合毒理科学的原理，同时又是良好的毒理与卫生科学研究实践的总结。因此毒理学评价中各项试验方法力求标准化、规范化，并有质量控制。

（三）熟悉毒理学试验方法的特点

对毒理学试验不仅要了解每项试验所能说明的问题，还应该了解试验的局限性和难以说明的问题，以便为安全性评价作出一个比较恰当的结论。

（四）评价结论的高度综合性

在考虑安全性评价结论时对受试化学物的取舍或是否同意使用，不仅要根据毒理学试验的数据和结果，还应同时进行社会效益和经济效益的分析，并考虑其对环境质量和自然资源的影响，充分权衡利弊，作出合理的评价，提出禁用、限用或安全接触和使用的条件以及预防对策的建议，为政府管理部门的最后决策提供科学依据。

拓展阅读

我国《食品安全法》的立法历程

食品安全法是适应新形势发展的需要，为了从制度上解决现实生活中存在的食品安全问题，更好地保证食品安全而制定的，其中确立了以食品安全风险监测和评估为基础的科学管理制度，明确食品安全风险评估结果作为制定、修订食品安全标准和对食品安全实施监督管理的科学依据。为保证食品安全，保障公众身体健康和生命安全，我国早在 1995 年就颁布了《中华人民共和国食品卫生法》。在此基础上，2009 年 2 月 28 日，十一届全国人大常委会第七次会议通过了《中华人民共和国食品安全法》。2013 年启动修订，2015 年 4 月 24 日新修订的《中华人民共和国食品安全法》经第十二届全国人大常委会第十四次会议审议通过，共十章、154 条，于 2015 年 10 月 1 日起正式施行。现行《食品安全法》于 2018 年再次进行修订，于 2018 年 12 月 29 日起施行。

? 思考题

1. 毒性、危险度、安全性的概念是什么？

2. 危险性认定的科学依据有哪些？

3. 危害性效应的分类包括什么？

4. 完整的毒理学评价通常划分为哪几类？

（薛宝玲）

扫码"练一练"

项目九　食品毒理学安全性评价及控制

任务一　天然存在的有毒物质

案例讨论

案例： 1999年12月20日晚5时，某工程队的民工14人在食堂用餐，当晚主食为米饭，菜有萝卜、白菜、猪肉、鱼烧豆腐、豆腐。晚6时，有8名民工相继出现不同程度的口渴、口唇麻木、四肢麻痹、腹痛、头晕、呼吸困难等症状。晚7时40分，病情最严重的民工尹某被送到医院时，自主呼吸已停止，医务人员立即予以洗胃，采取开通静脉、心电图监护、呼吸三联、呼吸支持等措施全力抢救。次日凌晨，尹某因呼吸衰竭窒息抢救无效死亡。其他7名民工在医院用硫酸铜溶液催吐后，给予对症治疗，病情逐渐好转，均于1~2天内恢复。

问题： 1. 本案例属于哪种食物中毒及中毒原因是什么？
　　　　2. 此类食物中毒的机制是什么？

　　天然有毒物质是指食品本身成分中存在的某种对人体健康非常有害的非营养性天然物质成分，如含有的生物碱、氢氰糖苷等植物类天然毒素，河豚毒素、贝类毒素等动物类天然毒素。这些有毒物质一般作用于神经系统，阻碍神经传导、抑制酶的活性或破坏组织细胞，目前尚没有抢救和治疗的药物，病死率高，广泛存在食品安全领域，特别是对餐饮业的影响非常大，严重威胁着人类的生命健康。

一、生物毒素

根据毒素产生的生物可分为细菌毒素、真菌毒素、植物毒素、动物毒素和海洋生物毒素；根据致病作用分类如下。

1. 引起光敏反应的毒素　食物中的光敏性物质进入体内，容易引发日光性皮炎等症状，如裸露部位皮肤的红肿、起疹，并伴有明显瘙痒、烧灼或刺痛感等症状。比如新鲜木耳中含有光敏物质卟啉，食用后经阳光照射会发生日光性皮炎。光敏性食物如泥螺、灰菜、紫云英、雪菜、莴苣、茴香、苋菜、荠菜、芹菜、萝卜叶、菠菜、荞麦、香菜、红花草、油菜、芥菜、无花果、柑橘、柠檬、芒果、菠萝等。

2. 引起神经系统病变的毒素　神经毒素是对神经组织有毒性或破坏性的内毒素，可使周围神经（如髓鞘、脑和脊髓及其他组织）产生脂肪性变。多为天然存在，如肉毒梭菌产生的肉毒毒素、破伤风梭菌产生的破伤风毒素、产气荚膜梭菌产生的产气荚膜梭菌毒素等。

3. 引起胃肠道和肝脏病变的毒素　肠道毒素被吸收以后随血液流经全身，会对全身的器官有所损伤，还能影响肝脏的解毒功能，加重肝脏的负担。比如夹竹桃，全株都有剧毒，中毒早期有恶心、呕吐、腹泻等症状，最后累及心脏；黄曲霉素、蓖麻毒素等都能导致肝脏细胞癌变。

4. 致癌的毒素　黄曲霉素、赭曲霉素等容易污染谷物、玉米，目前发现的植物性致癌毒素有百余种，有千里光碱、野百合碱等，还有一些海洋生物毒素、端镰菌肽等对细胞的癌变有强促进作用。

生物的多样性决定了生物毒素的多样性，多样性特征具体表现为来源的多样性、毒素化学结构的多样性、作用机制多样性等。因为生物毒素具有多样性，所以它对于不同学科的研究发展都具有重大的吸引力，是生物学、化学、医学、药物学以及生命科学的多方面交叉学科。来源多样性是生物毒素多样性的基础特征，包括如细菌、真菌、植物、昆虫、爬行动物、两栖动物以及海洋生物。产生的毒素具有化学结构多样性，目前已经发现其结构的生物毒素可达数千余种，包括小分子化合物，比如萜类；复杂的有机化合物，比如黄曲霉素的基本结构为二呋喃环和香豆素；还有多肽类和蛋白质大分子等化学结构。表9-1为食品中生物毒素的主要种类。

表9-1　食品中生物毒素的主要种类

类别	有毒生物	结构类型	重要代表物
细菌毒素	病原性细菌	双组分蛋白毒素、脂多糖内毒素	肉毒毒素、霍乱毒素
真菌毒素	真菌	环系有机化合物	黄曲霉毒素、杂色曲霉毒素
植物毒素	广泛分布	生物碱、苷类	茄碱、氰苷、皂苷
动物毒素	雪卡鱼、河豚	多肽毒素、蛋白毒素	西加毒素、河豚毒素
海洋生物毒素	毒贝、西甲鱼类	海洋生物碱、多肽	沙蚕毒素、刺尾鱼毒素、西加毒素

这些生物毒素通过不同的作用，以高特异性选择作用于特定靶位，发挥各自的作用，比如溶解细胞、抑制蛋白质合成、破坏离子通道、作用于突触、凝血和抗凝血等，产生各类

不同的致死或毒害效应。表9-2是食品中常见毒素的化学参数、作用靶位以及毒性参数。

表9-2　食品中常见毒素的化学参数、作用靶位以及毒性参数

毒素	分子量	化学类型	作用靶位	毒性 LD_{50}（小鼠）（ppb）
肉毒毒素 D	150000	蛋白毒素	神经细胞膜	0.001
霍乱毒素	81000	蛋白毒素	肠黏膜上皮细胞	0.002
黄曲霉毒素 B1	310	环系有机化合物	抑制核酸合成	300.000
刺尾鱼毒素	3400	梯形聚醚	钙离子通道	0.050
河豚毒素	319	有机瓜胺分子	钠离子通道	8.000

二、植物类食品中的天然毒素

植物种类有 30 多万，可用作人类食品的不过数百种，用作饲料的也不过数千种。植物体内的毒素限制了作为人类食用和畜用资源的价值。下面所要介绍的主要是常见植物性食物中存在的天然毒素。需要指出的是，植物性毒素是指植物体本身产生的对食用者有毒害作用的成分，不包括被污染的和被吸收的外源化合物，如农药残留和重金属污染物等。

研究植物性毒素具有多方面的意义：①从食品安全角度，防止天然植物性食物中毒；②研究植物性毒素的性质及其去毒措施等，开发人类食用和畜用植物新资源；③根据植物毒素的结构及其作用等开发新的农药。

（一）致甲状腺肿物质

甲状腺激素的释放和浓度的变化对身体氧的消耗、心血管功能、胆固醇代谢、神经肌肉运动和大脑功能具有很重要的影响；缺乏甲状腺激素会严重影响生长和发育，同时体内甲状腺激素合成不足可反馈引起甲状腺代谢性增长，从而引起甲状腺肿大。

在世界的许多地区，甲状腺肿仍然困扰着人们。虽然仅有 4% 的甲状腺肿病例是由碘缺乏以外的因素引起的，但地方性甲状腺肿的病例往往起因于碘缺乏和某种食物成分的共同作用。

1. 致甲状腺肿物质的分布　在某些碘摄取量较低的偏僻山区，以甘蓝属植物为食是其甲状腺肿发病率高的原因之一。甘蓝属植物，如油菜、包心菜、菜花、西蓝花和芥菜等是被广泛食用的蔬菜。甘蓝植物的可食部分（茎、叶）一般不会引起甲状腺肿。甘蓝植物含有一些致甲状腺肿的物质，这些物质的前体是黑芥子硫苷。黑芥子硫苷有 100 多种，主要分布在甘蓝植物的种子中，含量为 2～5 mg/g。该物质对昆虫、动物和人均具有某种毒性，是这类植物阻止动物啃食的防御性物质。

2. 致甲状腺肿的物质及毒性

（1）5-乙烯基恶唑硫酮（OZT）　可使实验动物的甲状腺肿和碘吸收水平下降。

（2）异硫氰酸酯（ITC）　ITC 可以与机体内的氨基化合物形成硫脲类衍生物，与 OZT 具有相似的机制，降低了甲状腺素过氧化物酶的活性；此外，ITC 在体内可以转变为 SCN^-。

（3）硫氰酸盐　由于甲状腺通过碘泵主动摄取血浆中的碘，SCN^- 可与 I^- 竞争碘泵而抑制甲状腺对碘的吸收，降低了甲状腺素过氧化物酶（将碘氧化的酶类）的活性，并阻碍游离碘的反应。碘缺乏反过来又会增强硫氰酸盐对甲状腺的作用，从而造成甲状腺肿。

（4）腈类（RCN）　人使用这类抑制甲状腺素合成的物质后，甲状腺素的分泌仍可继

续进行。当组织中的碘源耗尽时，甲状腺素的分泌会因缺乏再合成物质而减慢，造成体内甲状腺释放激素的分泌水平增高，刺激垂体合成和释放促甲状腺增生肿大。

（二）生氰糖苷

生氰糖苷广泛存在于豆科、蔷薇科、稻科约 1000 余种植物中。生氰糖苷物质可水解生成高毒性的氰氢酸，从而对人体造成危害。含有生氰糖苷的食源性植物有木薯、杏仁、豆类等，主要是苦杏仁苷和亚麻仁苷。

1. 生氰糖苷的代谢　生氰糖苷产生氰氢酸的反应由两种酶共同作用。生氰糖苷首先在 β-葡萄糖苷酶作用下分解生成氰醇和糖，氰醇很不稳定，自然分解为相应的酮、醛化合物和氰氢酸。羟腈分解酶可加速这一降解反应。生氰糖苷和 β-葡萄糖苷酶处于植物的不同位置，当咀嚼或破碎含生氰糖苷的植物食品时，其细胞结构被破坏，使得 β-葡萄糖苷酶被释放出来，与生氰糖苷作用产生氰氢酸，这便是食用新鲜植物引起氰氢酸中毒的原因。

2. 氰化物的毒性　生氰糖苷的毒性甚强，对人的致死量为 18 mg/kg 体重。生氰糖苷的毒性主要是氢氰酸和醛类化合物的毒性。主要包括急性中毒和慢性中毒。

（1）急性中毒　生氰糖苷的毒性甚强，对人的致死量为 18 mg/kg 体重。但是，当生氰糖苷水解以后，其产物氢氰酸的毒性更强。生氰糖苷的毒性主要是其水解产物氢氰酸和醛类化合物的毒性。氰氢酸的最小致死口服剂量为 0.5~0.5 mg/kg 体重，其产物醛、酮也具有一定的毒性。

（2）慢性中毒　生氰糖苷引起的慢性氰化物中毒现象也比较常见。在一些以木薯为主食的非洲和南美地区，至少有两种疾病是由生氰糖苷引起的，一种疾病称之为热带神经性共济失调症；另一种是热带性弱视。热带神经性共济失调症在西非一些以木薯为主要食物的地区已多有发现，该病毒表现为视力萎缩、共济失调和思维紊乱。患者血液中半胱氨酸、甲硫氨酸等含硫氨基酸的浓度很低，而血浆中硫氰酸盐的含量很高。当患者食用不含氰化物的食物时，病症消退；恢复传统饮食时，症状又会出现。甲状腺肿在这些地区也同样流行，这说明血中硫氰酸盐水平升高，也可导致甲状腺肿。

（三）蚕豆病和山黧豆中毒

1. 蚕豆病

（1）病因　蚕豆病是葡糖六磷酸脱氢酶（G6PD）缺乏者进食蚕豆后发生的急性溶血性贫血。蚕豆病在我国西南、华南、华东和华北各地均有发现，而以广东、四川、广西、湖南、江西为最多。3 岁以下患者占 70%，男性患者占 90%。成人患者比较少见，但也有少数患者至中年或老年才首次发病。由于 G6PD 缺乏属遗传性，所以 40% 以上的病例有家族史。本病常发生于初夏蚕豆成熟季节，绝大多数患者因进食新鲜蚕豆而发病。本病因南北各地气候不同而发病有迟有早。

（2）症状与机制　蚕豆病的中毒症状包括面色苍白、身体疲劳、呼吸短促、恶心、腹痛、发热和寒战，严重者会出现肾衰竭。蚕豆病起病急，大多数在进食新鲜蚕豆后 1~2 天内发生溶血，最短者只有 2 小时，最长者可相隔 9 天。潜伏期的长短与症状的轻重无关。

2. 山黧豆中毒　食用山黧豆属的豆类如野豌豆、鹰嘴豆和卡巴豆而引起的食物中毒现象。

（1）骨病性　山黧豆中毒其症状为骨头畸形和骨关节脆弱。引起该病的山黧豆毒性物质为β-L-谷氨酰丙腈（BAPN）。

（2）神经性　山黧豆中毒是由于长期（超过3个月）食用山黧豆而引起的神经损伤性疾病，症状为腿麻痹加强、肌肉无力、僵直。此病常见于年轻人，发病经常很突然。

（四）外源凝集素和过敏源

1. 外源凝集素　又称植物性血细胞凝集素，是植物合成的一类对红细胞有凝集作用的糖蛋白。外源凝集素可专一性结合碳水化合物。当外源凝集素结合人肠道上皮细胞的碳水化合物时，可造成消化道对营养成分吸收能力的下降。外源凝集素对实验动物有较高的毒性，外源凝集素摄入后与肠道上皮细胞结合，减少了肠道对营养素的吸收。从而造成动物营养素缺乏和生长迟缓。生大豆粉除外源凝集素外，同时也含有胰蛋白酶抑制剂，该物质抑制胰腺分泌过量的蛋白酶，阻碍肠道对蛋白质的吸收。

2. 过敏源

（1）概念　过敏是指接触（摄取）某种外源物质后所引起的免疫学上的反应，这种外源物质就称为过敏源。

（2）过敏症状　过敏反应一般只在少数人身上出现，发病症状形式多样，轻重不一，它往往与食用量的多少无关。在一般情况下，过敏反应不发生于首次接触过敏源，而再次接触过敏源后发病。速发过敏反应的症状往往在摄入过敏源后几分钟内发作，时间不超过1小时。影响的器官主要包括皮肤、嘴唇、呼吸道和胃肠道，很少影响中枢神经。过敏的主要症状为皮肤出现湿疹、神经性水肿、哮喘、腹痛、呕吐、腹泻、眩晕和头痛等，严重者可能出现关节肿和膀胱发炎；较少有死亡的报道。产生特定的过敏反应与个体的身体特质和特殊人群有关。

（3）食物中的过敏源　从理论上讲，食品中的任何一种蛋白质都可使特殊人群的免疫系统产生IgE抗体，从而产生过敏反应。但实际上仅有较少的几类食品成分是过敏源。过敏源大多是分子量较小的蛋白质。植物性食品的过敏源往往是谷物和豆类种子中所谓的"清蛋白"。

（五）消化酶抑制剂

消化酶抑制剂主要有胰蛋白酶抑制剂、胰凝乳蛋白酶抑制剂和α-淀粉酶抑制剂。胰蛋白酶抑制剂和胰凝乳蛋白酶抑制剂又常常合称为蛋白酶抑制剂。

1. 蛋白酶抑制剂的分布　这类物质实质上是植物为繁衍后代，防止动物啃食的防御性物质，豆类和谷类是含有消化酶抑制剂最多的食物，其他如土豆、茄子、洋葱等也含有此类物质。多数豆类种子的蛋白酶抑制剂占其蛋白总量的8%～10%，占可溶性蛋白量的15%～25%。胰蛋白酶抑制剂根据氨基酸序列的同源性分为KTI与BBTI两类，其中，BBTI也同时是胰凝乳蛋白酶抑制剂，具有较强的耐热耐酸能力。

2. α-淀粉酶抑制剂　α-淀粉酶抑制剂可以抑制α-淀粉酶，它广泛存在于各种动植物及微生物体内，它对哺乳动物、昆虫以及微生物α-淀粉酶有特异性抑制作用。α-淀粉酶抑制剂是一种耐热的、相对分子质量小的蛋白质，主要存在于大麦、小麦、玉米、高粱等禾本科作物的种子中，在豆科作物的种子中，其含量也很丰富。

3. 消化酶抑制剂的毒性作用及其机制　豆类中的胰蛋白酶抑制剂和α-淀粉酶抑制剂

是营养限制因子。用含有胰蛋白酶抑制剂的生大豆脱脂粉饲喂实验动物可造成生长停滞，并导致胰腺肥大、增生及胰腺瘤的发生。在饮食中含有大量导致胰腺分泌过度的蛋白质，会造成氨基酸的缺乏并伴随生长抑制。

消化酶抑制剂对动物的毒性机制的研究主要集中在其防御昆虫的机制方面。许多昆虫肠道的消化蛋白酶非常类似于动物的胰蛋白酶和胰凝乳蛋白酶，并能受植物蛋白酶抑制剂的抑制，因此，一定程度上可从消化酶抑制剂对昆虫的毒性机制，推导其对人和牲畜的毒性作用机制。植物蛋白酶抑制剂对许多植食性昆虫生长发育有明显的抑制作用。一方面是吃了不被消化的食物或消化不良，导致营养物质的吸收减少；另一方面是胰岛的过度增生、分泌，造成氨基酸等内源营养物不会过度消耗，这就导致了消化酶抑制剂的一系列毒性效应。

（六）生物碱糖苷

生物碱是一种含氮的有机化合物，在植物中至少有 120 多个属的植物含有生物碱。已知的生物碱有 2000 种以上。存在于食用植物属的主要是龙葵碱、秋水仙碱和吡咯烷生物碱。

1. 龙葵碱　龙葵碱是一类胆甾烷类生物碱，是由葡萄糖残基和茄啶组成的生物碱苷。广泛存在于马铃薯、西红柿及茄子等茄科植物中。龙葵碱有较强的毒性，主要通过抑制胆碱酯酶的活性引起中毒反应。胆碱酯酶是水解乙酰胆碱为乙酸盐和胆碱的酶，存在于触突末端的囊泡中，是重要的神经传送物质，许多植物成分可抑制胆碱酯酶的活性。

马铃薯的龙葵碱糖苷含量随品种和季节的不同而有所不同。含量一般为 20~100 mg/kg 新鲜组织。马铃薯中的龙葵碱主要集中在其芽眼、表皮和绿色部分，其中芽眼部位的龙葵碱数量约占生物碱糖苷总量的 40%。发芽、表皮变青和光照均可大大提高马铃薯中的龙葵碱糖苷含量，可增加数十倍之多。如将马铃薯暴露于阳光下 5 天，其表皮中的生物碱糖苷量可达到 500~700 mg/kg。而一般人只要口服 200 mg 以上的龙葵碱即可引起中毒、严重中毒和死亡。食用发芽和绿色的马铃薯可引起中毒，其症状为胃痛加剧，恶心和呕吐，呼吸困难、急促，伴随全身虚弱和衰竭，可导致死亡。摄取约 3 mg/kg 体重的量可导致嗜睡、敏感性提高和潮式呼吸，更大剂量可导致腹痛、呕吐、腹泻等胃肠症状。

2. 吡咯烷生物碱　吡咯烷生物碱是存在于多种植物中的一类结构相似的物质。这些植物包括许多可食用的植物，如千里光属、天芥菜属植物。目前，从各种植物中分离出的吡咯烷生物碱有 100 多种。研究发现许多种吡咯烷生物碱是致癌物，可造成遗传物质 DNA 的损伤。吡咯烷生物碱的致癌性和诱变性取决于其形成最终致癌物的形式。由于人们对其毒性知之甚少或全然不知，往往作为食物、饮料（灌木茶）或民间传统草药被人食用而中毒。

（七）天然诱变剂

许多高等和低等植物中发现多种具有致突变和致癌性的代谢物。苏铁植物中的苏铁素（甲基氮化甲氧糖苷）就是其中一种，可使实验动物产生恶性肿瘤，其中包括对各种化学致癌物有强烈抵抗能力的豚鼠。热带居民在特殊环境下食用的苏铁树种子磨成的粉。以苏铁果实为主食的居民的肝癌、胆囊癌的发病率也非常高。

1. 咖啡因　咖啡因是一类嘌呤类生物碱，广泛存在于咖啡豆、茶叶和可可豆等食源性植物中，是一种兴奋成分。一杯咖啡中含有 75~155 mg 的咖啡因；一杯茶的咖啡因含量为 40~100 mg。咖啡因可在胃肠道中被迅速吸收并分布到全身，引起多种生理反应。

咖啡因对人的神经中枢、心脏和血管运动中枢均有兴奋作用，并可扩张冠状和末梢血管；咖啡因利尿，可松弛平滑肌并增加胃肠分泌。咖啡因虽然可快速消除疲劳，但过度摄入可导致神经紧张和心律不齐。成人摄入的咖啡因一般可在几小时内从血中代谢和排出，但孕妇和婴儿的清除速率显著降低。咖啡因的 LD_{50} 为 200 mg/kg 体重，属中等毒性范围。动物实验表明咖啡因有致突变和致癌作用，但在人体中并未发现有以上任何结果。唯一明确的是咖啡因对胎儿有致畸作用。

2. 黄樟素及其类似物　黄樟素是许多食用天然香精如黄樟精油、八角精油和樟脑油的主要成分，约占黄樟精油的 80%。黄樟精油常被用作啤酒和其他酒的风味添加成分。黄樟树树根皮也是流行的一种药用滋补茶——黄樟茶的主要成分。黄樟素在用肉豆蔻、日本野姜、加州月桂树等香料制成的香精中也有少量存在。腐烂的生姜中含有较多的黄樟素。FDA 的研究显示，黄樟素是白鼠和老鼠的致癌物，在小鼠的饲料中添加 0.04%～1% 的黄樟素，150 天到 2 年可诱导小鼠产生肝癌。在美国不再允许黄樟素作为食物添加剂。此外，黄樟素的类似物——β-细辛脑也在被禁之列。

3. 细胞松弛素　是植物对环境应激反应产生的类似抗生素的物质。各种入侵的生物体，如细菌、病毒、真菌和线虫均可使植物产生细胞松弛素。植物在经受寒冷、紫外线照射、物理损害以及杀虫剂处理时也能诱导产生细胞松弛素。这些植物诱导产生的成分对动物具有潜在的毒性。

许多植物次生代谢产物如异黄酮和萜类化合物，具有细胞松弛素的杀菌活性。比如，大豆感染了 Phytophthera megasperma 真菌时产生大豆松弛素，它可在一段时间内聚集，其浓度由未发现增至被感染组织重量的 10%。马铃薯感染 Phytophthora infestan 真菌时产生马铃薯松弛素，该物质明显抑制真菌的生长。这一现象在许多其他植物如花生、绿豆、宽豆、大豆、胡萝卜和甜菜中也可观察到。

植物细胞松弛素大多是异类黄酮或萜类化合物，说明植物在经受不良环境时，其正常的代谢会发生改变。牛食用腐烂的甘薯会导致严重的呼吸窘迫、肺水肿、充血以致死亡。从腐烂的甘薯中分离出几种毒性萜类化合物，其中两种为甘薯黑疤霉酮和甘薯黑疤霉醇。这两种毒物可导致实验动物发生肝退化性变性，LD_{50} 约为 230 mg/kg 体重。从受感染的甘薯芽眼部位分离到的另两种细胞松弛素是 4-苷薯黑疤霉二醇（LD_{50} 为 38 mg/kg 体重）和 1-苷薯黑疤霉二醇（LD_{50} 为 75 mg/kg 体重），它们是致肺水肿因子。

人食用只有轻微损伤的甘薯中也含有甘薯黑疤霉酮，其含量为 0.1～7.8 mg，可产生一定的毒性。这些毒性萜在普通烹调条件下表现很稳定，但在用微波煮或烘烤的情况下，甘薯中的甘薯黑疤霉酮含量会降低 80%～90%。

（八）毒蘑菇

很多蘑菇和其他种类真菌都是可以吃的，其中一些不但美味可口，而且含有很多矿物质和纤维素，但是采食野生的蘑菇是很危险的。有毒的蘑菇约有 80 多种，其大小、形状、颜色、花纹等变化多端。

1. 毒蘑菇中毒　毒蘑菇中毒是指因误食毒蘑菇所致。其症状因毒蘑菇所含成分及其毒性作用而异，是以胃肠、心脏、脑神经、肝肾等受损害所致的不同临床表现为特点的中毒类疾病。由于某些毒蘑菇的外现与无毒蘑菇相似，常因误食而引起中毒。毒蘑菇中毒的症状也比较复杂，临床表现各异。

2. 中毒类型　结合毒素在临床上对人体造成的主要损害分为四类：肝损害型、神经精神型、胃肠炎型、溶血型。

（1）肝损害型　出现恶心、呕吐、腹痛、腹泻等症状。虽可自行缓解或消失，但于1~2天后再表现为黄疸、出血，烦躁不安或淡漠嗜睡，甚至惊厥、昏迷。

（2）神经精神型　①神经型表现为多汗、流涎、流泪、脉搏缓慢、瞳孔缩小等，严重者可见呼吸抑制甚至昏迷死亡；②精神型表现为头晕、精神错乱、昏睡，严重者多有幻觉谵妄表现。

（3）胃肠炎型　这种中毒发病很快，食用后10多分钟到2小时可出现症状。主要使胃肠机能紊乱，表现为剧烈腹泻、恶心、呕吐、腹痛等。

（4）溶血型　主要毒素是马鞍酸，表现为血红蛋白尿、黄疸、贫血等，甚至出现无尿或少尿等肾衰症状。

三、动物类食品中的天然毒素

（一）动物组织中的有毒物质

人类普遍食用的家畜肉如猪、牛、羊等动物性食品，在正常情况下，他们的肌肉是无毒的，可安全食用；但其体内的某些腺体、脏器或分泌物经提取后可作为医学药用，如果摄食过量，可扰乱人体的正常功能，影响人体的身体健康；另外，含病原微生物较多的组织器官也不适于食用。

1. 内分泌腺毒素　哺乳动物的内分泌腺主要有甲状腺、甲状旁腺、肾上腺、胰腺、胸腺和性腺等，主要功能是在下丘脑－垂体系统的调控下分泌各类激素，维持正常的生理活动，而激素亦能对下丘脑起反馈作用。动物的内分泌腺体所分泌的激素，其结构、性质和功能与人体内的腺体大致相同，可提取后作为药物治疗疾病，但摄取过量，会引起中毒。

（1）甲状腺激素　人和一般动物都有甲状腺，甲状腺所分泌的激素叫甲状腺素，它的生理作用是维持正常的新陈代谢。人一旦误食动物甲状腺，因过量甲状腺素扰乱人体正常的内分泌活动，则出现类似甲状腺功能亢进的症状。中毒机制由于突然大量外来的甲状腺激素扰乱了人体正常的内分泌活动，特别是严重影响了下丘脑功能，而造成一系列神经精神症状。中毒表现潜伏期可为1小时到10小时，一般为12~21小时。临床主要症状为头晕、头痛、胸闷、恶心、呕吐、便秘或腹泻，并伴有出汗、心悸等。部分患者于发病后3~4天出现局部或全身出血性丘疹，皮肤发痒，间有水泡、皮疹，水泡消退后普遍脱皮。少数人下肢和面部浮肿、肝区痛、手指震颤，严重者发高热，心动过速，从多汗转为汗闭、脱水。个别患者全身脱皮或手足掌侧脱皮，也可导致慢性病复发和流产等。病程短者仅3~5天，长者可达月余。有些人较长期有头晕、头痛、无力、脉快等症状。甲状腺素的理化性质非常稳定，一般的烹调方法不可能做到去毒无害。

（2）肾上腺　人和猪、牛、羊等动物一样，也有自身的肾上腺，它也是一种内分泌腺。肾上腺左右各一个，分别在两侧肾脏上端，所以叫肾上腺，俗称"小腰子"，大部分包在腹腔油脂内。肾上腺的皮质能分泌多种重要的脂溶性激素，现已知有20余种，它们能促进体内非糖化合物（如蛋白质）或葡萄糖代谢、维持体内钠钾离子间的平衡，对肾脏、肌肉等功能都有影响。一般都因屠宰牲畜时未摘除或在摘除时流失，被人误食，使机体内的肾上腺素浓度增高，引起中毒。此病的潜伏期很短，食后 15 ~ 30 分钟发病。出现血压急剧升高、恶心呕吐、头晕头痛、四肢与口舌发麻、肌肉震颤等症状，重者面色苍白、瞳孔散大，高血压、冠心病者可因此诱发中风、心痛、心肌梗死等，危及生命。

（3）病变淋巴结　人和动物体内的淋巴结是保卫组织，分布于全身各部，为灰白色或淡黄色如豆粒至枣大小的"疙瘩"，俗称"花子肉"。当病原微生物侵入机体后，淋巴结产生相应的反抗作用，甚至出现不同的病理变化，如充血、出血、肿胀、化脓、坏死等。这种病变淋巴结含有大量的病原微生物，可引起各种疾病，对人体健康有害。

应强调指出，鸡、鸭、鹅等的臀尖不可食。鸡臀尖是位于鸡肛门上方的那块三角形肥厚的肉块，其内是淋巴结集中的地方，是病菌、病毒及致癌物质的"大本营"。

2. 动物肝脏中的毒素　动物肝脏是人们常食的美味，它含有丰富的蛋白质、维生素、微量元素等营养物质。此外，肝脏还具有防治某些疾病的作用，因而常将其加工制成肝精、肝粉、肝组织液等，用于治疗肝病、贫血、营养不良等。但是，肝脏是动物的最大解毒器官，动物体内的各种毒素，大多要经过肝脏来处理、排泄、转化、结合。事实上，肝脏是动物重要的代谢废物和外源毒物的"处理工厂"。

（1）胆汁酸　熊、牛、羊、山羊和兔等动物肝中主要的毒素是胆汁酸。动物食品中的胆汁酸是胆酸、脱氧胆酸和牛磺胆酸的混合物，以牛磺胆酸的毒性最强，脱氧胆酸次之。在世界各地普遍用作食物的猪肝并不含足够数量的胆汁酸，因而不会产生毒作用，但是当大量摄入动物肝脏，特别是处理不当时，可能会引起中毒症状。除此之外，许多动物研究发现，胆酸的代谢物——脱氧胆酸对人类的肠道上皮细胞癌如结肠、直肠癌有促进作用。实际上，人类肠道内的微生物菌丛可将胆酸代谢为脱氧胆酸。

（2）维生素 A（视黄醇）　是一种脂溶性维生素，主要存在于动物的肝脏和脂肪中。尤其是鱼类的肝脏中含量最多。维生素 A 对动物上皮组织的生长和发育导向具有十分重要的影响。维生素 A 也可提高人体的免疫功能。人类缺乏维生素 A 可引起夜盲症及鼻、喉和眼等上皮组织疾病，婴幼儿缺乏维生素 A 会影响骨骼的正常生长。β - 胡萝卜素是维生素 A 的另一种形式，主要存在于植物体中，其在动物的小肠黏膜中能分解成维生素 A。

维生素 A 虽然是机体内所必需的生物活性物质，但当人摄入量超过 200 万 ~ 500 万 IU（IU 是衡量维生素生物活性的标准单位，1IU 相当于 0.3 mg 的纯的结晶维生素 A）时，就可引起中毒。大剂量服用维生素 A 会引起视力模糊、失明和损害肝脏。表 9 - 3 列出了不同动物肝脏中的维生素 A 的含量。

表 9 - 3　不同动物肝脏中的维生素 A 的含量

动物	含量（IU/100 g 鲜重）
北极熊	1 800 000
海豹	1 300 000
羊和牛	4000 ~ 45 000
黄鼬	2400 ~ 4000

（二）鱼类毒素

目前，由陆生动物引起的食物中毒事件较少，大多数（不包括微生物活动）的食物中毒均由海洋鱼类引起。海洋鱼类毒素的存在已成为热带、亚热带地区摄取动物性蛋白食品来源的重大障碍，因误食中毒者各国皆屡见不鲜，因此，海洋鱼类毒素是食品中很重要的不安全因素（表9-4）。

表9-4　海生动物中毒不同类型

海洋动物	毒物类型
海葵、海蜇、章鱼	蛋白质
鲍鱼	Pyropheophorbidea
贝类、蟹类	岩蛤毒素
河豚、加州蝾螈	河豚毒素
梭鱼、黑鲈、真鲷、鳗鱼、鹦嘴鱼	雪卡毒素
青花鱼、金枪鱼、蓝鱼	组胺

1. 鲭鱼毒素（组胺）中毒　在非冰冻下贮存而导致鱼类的细菌性分解是食用海洋鱼类中毒的主要原因。鱼的蛋白质含量比较丰富，比其他动物组织更易腐败，故对微生物的侵入也很敏感。海洋鱼类腐败变质后将产生一定数量的组胺，该物质为强生物活性物质，摄入后使机体发生中毒，是食品中较为重要的不安全因素。鲭鱼中毒的症状主要是人体对组胺的过敏反应，中毒症状可在摄入污染鱼类之后2小时出现，病程通常持续16小时，一般没有后遗症，也很少发生死亡。组胺对人胃肠道和支气管的平滑肌有兴奋作用，从而导致人呼吸急促、疼痛、恶心、呕吐和腹泻，这些症状经常伴随神经性和皮肤的症状，如头痛、刺痛、发红或荨麻疹等。鱼组织中的游离组氨酸在链球菌、沙门菌等细菌中的组氨酸脱羧酶作用下产生组胺，一般引起人体中毒的组胺摄入量为1.5 mg/kg体重，与个体对组胺的敏感程度有关。

2. 雪卡毒素中毒　雪卡鱼中毒泛指食用热带和亚热带海域珊瑚礁周围的鱼类而引起的食鱼中毒现象。

（1）毒性作用模式　雪卡中毒主要影响人类的胃肠道和神经系统。雪卡中毒的症状与有机磷中毒有些相似，首现是恶心和呕吐，接着是口干、肠痉挛、腹泻、头痛、虚脱、寒颤、发热等，口腔有食金属味，接触冷水犹如触电般刺痛，中毒持续恶化直到患者不能行走。症状可持续几小时到几周，甚至数月的时间。在症状出现的几天后，有时会有死亡现象发生。

（2）毒性原理　雪卡中毒可能是由几种不同来源的毒素所造成的。目前已从雪卡鱼中分离到至少3种毒性物质，它们的分子量和化学性质都不同，其中包括雪卡毒素、刺尾鱼毒素和鹦嘴鱼毒素。

3. 鱼卵和鱼胆毒素　我国能产生鱼卵毒素的鱼有十多种，其中包括淡水石斑鱼、鲤鱼和鲶鱼等。鱼卵毒素为一类毒性球蛋白，具有较强的耐热性，在100 ℃约30分钟的条件下能使毒性部分被破坏，120 ℃约30分钟的条件能使毒性全部消失。一般而言，耐热性强的鱼卵蛋白毒性也强，其毒性反应包括恶心呕吐、腹泻和肝脏损伤，严重者可见吞咽困难、全身抽搐甚至休克等症状。

鱼胆毒素存在于鱼的胆汁中，是一种细胞毒素和神经毒素，可引起胃肠道的剧烈反应、肝肾损伤及神经系统异常。一般人认为鱼的胆汁可清热、解毒、明目，其实恰恰相反，鱼胆毒素往往会引起中毒乃至死亡。

（三）河豚毒素

河豚是味道极鲜美但含有剧毒的鱼类。河豚毒素多存在于河豚、海洋翻车鱼、斑节虾虎鱼和豪猪鱼等多种豚科鱼类的卵巢、皮肤、肝脏甚至肌肉中。造成河豚中毒的原因主要是未能识别出河豚而误食。河豚毒素的毒性比氰化钠强1000倍，如不经特殊手段加工，则中毒甚至死亡在所难免。

1. 河豚毒素的分布　在大多数河豚的品种中，毒素的浓度由高到低依次为卵巢、鱼卵、肝脏、肾脏、眼睛和皮肤，肌肉和血液中含量较少。由于鱼的肌肉部分河豚毒素含量很低，所以，中毒大多数是由于可食部受到卵巢或肝脏的污染，或是直接进食内脏器官引起的。对死亡较久的河豚来说，因内脏腐烂，其中的毒素也会侵染其肌肉。河豚毒素主要存在于雌性河豚的卵巢中，而且含量随季节变化而有所不同。在产卵期的冬季，河豚卵巢和鱼卵中含毒素的浓度最高，但这也是河豚风味最佳的时候。

2. 河豚毒素的毒性　河豚中毒一般发生在进食后的30~60分钟内（偶尔会更早）。中毒的典型进程包括以下四个阶段：①唇、舌和手指有轻微麻痹和刺感，这是中度中毒的明显征兆；②唇、舌及手指逐渐变得麻痹，随即发生恶心、呕吐等症状，口唇麻痹进一步加剧，但存在知觉；③出现说话困难现象，运动失调更为严重，并且肢端肌肉瘫痪；④知觉丧失，呼吸麻痹而导致死亡。

3. 河豚毒素的化学特性　河豚毒素微溶于水，在低pH时较稳定，碱性条件下河豚毒素易于降解。河豚毒素对热稳定，于100 ℃温度下处理24小时或于120 ℃温度下处理20~60分钟方可使毒素完全被破坏。实际上，河豚毒素是很难去除的，所以预防中毒很重要。

（四）贝类毒素

贝类是人类动物性蛋白质食品的来源之一。世界上可作食品的贝类约有28种，已知的大多数贝类均含有一定数量的有毒物质。实际上，贝类自身并不产生毒物，但是当它们通过食物链摄取海藻或与藻类共生时就可产生毒素，从而引起人类食物中毒。

1. 麻痹性贝类毒素　麻痹性贝类中毒目前已成为影响公众健康的最严重的食物中毒现象之一。麻痹性贝类毒素很少量时就对人类产生高度毒性，是低分子毒物中毒性较强的一种。麻痹性贝类毒素毒性与河豚毒素相似，主要表现为摄取有毒贝类后15分钟到2~3小时，人出现唇、手、足和面部的麻痹，接着出现行走困难、呕吐和昏迷，严重者常在2~12小时之内死亡。死亡率一般为5%~18%。1毫克岩蛤毒素即可使人中度中毒，岩蛤毒素对人的最小经口致死剂量为1.4~4.0 mg/kg体重，对小鼠的经口LD_{50}为0.263 mg/kg体重，腹腔注射的LD_{50}为10 mg/kg体重，大约是经口饲喂量的1/10。岩蛤毒素不会因洗涤而被冲走，热对其也不起作用，而且没有已知的解毒药。

2. 腹泻性贝类毒素　海洋中分布很广的一些赤潮生物可以分泌腹泻性贝类毒素，这种毒素通过食物链传递，并在贝类体内积累。如果误食这些贝类，就会引起中毒。中毒的主要症状为腹泻和呕吐，所以又称为腹泻性贝类中毒。因为腹泻性贝类中毒与贝类生长环境中生长的浮游生物有关，特别与赤潮生物鳍藻有关，在赤潮区水体生长的贝类很容易积累腹泻性贝类毒素。在日本和欧洲发生过多次食用贝类中毒事件，主要中毒症状除腹泻、呕吐外，还伴随有恶心、腹痛、头痛。中毒者的潜伏期，根据食用有毒贝类量的多少有所差异。有的不足 30 分钟，有的长达 14 小时，中毒者一般在 48 小时内恢复健康。

3. 神经性贝类毒素　神经性贝类毒素因人类一旦食用这些染毒贝类便会引起以麻痹为主要症状的食物中毒，或在赤潮区吸入含有有毒藻类的气雾，会引起气喘、咳嗽、呼吸困难等中毒症状而得名。神经性贝类毒素是贝类毒素中唯一的可以通过吸入导致中毒的毒素。神经性贝类毒素主要来自短裸甲藻，从短裸甲藻细胞提取液中分离出 13 种神经性贝类毒素成分，其中 11 种成分的化学结构已确定，按各成分的碳骨架结构划分为 3 种类型：①由 11 个稠合醚环组成的梯形结构；②10 个稠合醚环组成；③其他成分。

4. 失忆性贝类毒素　失忆性贝类毒素是一种强烈的神经毒性物质，因可导致记忆功能的长久性损害而得名。失忆性贝类毒素主要来自软骨藻酸，软骨藻酸被证明是一种强烈的神经毒性物质，是与红藻酸（2 - 羧甲基 - 3 - 异丙烯基脯氨酸）相关的兴奋性氨基酸类物质。软骨藻酸是谷氨酸盐的拮抗物，可作用于中枢神经系统红藻酸受体，导致去极化、钙的内流以及最终导致细胞的死亡。而且软骨藻酸与其他兴奋性氨基酸如谷氨酸的协同作用可使提取物的毒性更强。

任务二　食品添加剂安全性评价

扫码"学一学"

《食品安全国家标准　食品添加剂使用标准》（GB 2760—2014）规定，食品添加剂是为改善食品品质和色、香、味以及防腐和加工工艺需要而加入食品中的化学合成或者天然物质。现在已经成为食品工业中不可缺少的物质，被称为食品的灵魂。但是由于种种原因，食品添加剂与食品安全逐渐成为当下的焦点。

一、食品添加剂安全性评价

《食品安全国家标准　食品安全性毒理学评价程序》（GB 15193.1—2014）规定食品添加剂安全性评价如下。

（一）香料

1. 凡属世界卫生组织（WHO）已建议批准使用或已制定日容许摄入量者，以及香料生产者协会（FEMA）、欧洲理事会（COE）和国际香料工业组织（IOFI）四个国际组织中的两个或两个以上允许使用的，一般不需要进行试验。

2. 凡属资料不全或只有一个国际组织批准的先进行急性毒性试验和遗传毒性试验组合中的一项，经初步评价后，再决定是否需进行进一步试验。

3. 凡属尚无资料可查、国际组织未允许使用的，先进行急性毒性试验、遗传毒性试验和 28 天经口毒性试验，经初步评价后，决定是否需进行进一步试验。

4. 凡属用动、植物可食部分提取的单一高纯度天然香料，如其化学结构及有关资料并未提示具有不安全性的，一般不要求进行毒性试验。

（二）酶制剂

1. 由具有长期安全食用历史的传统动物和植物可食部分生产的酶制剂，世界卫生组织已公布日容许摄入量或不需规定日容许摄入量者或多个国家批准使用的，在提供相关证明材料的基础上，一般不要求进行毒理学试验。

2. 对于其他来源的酶制剂，凡属毒理学资料比较完整，世界卫生组织已公布日容许摄入量或不需规定日容许摄入量者或多个国家批准使用，如果质量规格与国际质量规格标准一致，则要求进行急性经口毒性试验和遗传毒性试验。如果质量规格标准不一致，则需增加28天经口毒性试验，根据试验结果考虑是否进行其他相关毒理学试验。

3. 对其他来源的酶制剂，凡属新品种的，需要先进行急性经口毒性试验、遗传毒性试验、90天经口毒性试验和致畸试验，经初步评价后，决定是否需进行进一步试验。凡属一个国家批准使用，世界卫生组织未公布日容许摄入量或资料不完整的，进行急性经口毒性试验、遗传毒性试验和28天经口毒性试验，根据试验结果判定是否需要进一步的试验。

4. 通过转基因方法生产的酶制剂按照国家对转基因管理的有关规定执行。

（三）其他食品添加剂

1. 凡属毒理学资料比较完整，世界卫生组织已公布日容许摄入量或不需规定日容许摄入量者或多个国家批准使用，如果质量规格与国际质量规格标准一致，则要求进行急性经口毒性试验和遗传毒性试验。如果质量规格标准不一致，则需增加28天经口毒性试验，根据试验结果考虑是否进行其他相关毒理学试验。

2. 凡属一个国家批准使用，世界卫生组织未公布日容许摄入量或资料不完整的，则可先进行急性经口毒性试验、遗传毒性试验、28天经口毒性试验和致畸试验，根据试验结果判定是否需要进一步的试验。

3. 对于由动、植物或微生物制取的单一组分、高纯度的食品添加剂，凡属新品种的，需要先进行急性经口毒性试验、遗传毒性试验、90天经口毒性试验和致畸试验，经初步评价后，决定是否需进行进一步试验。凡属国外有一个国际组织或国家已批准使用的，则进行急性经口毒性试验、遗传毒性试验和28天经口毒性试验，经初步评价后，决定是否需进行进一步试验。

二、食品添加剂的使用标准制定程序

1. 根据动物毒性试验确定最大无作用剂量或无作用剂量（MNL）。

2. 根据MNL定出人体每日允许摄入量（ADI）值。

$$每日允许摄入量（ADI）= MNL \times （1/100）$$

3. 将每日允许摄入量（ADI）乘以平均体重即可求得每人每日允许摄入总量（A）。

4. 根据人群膳食调查结果或数据库得出人体每日对某物质的可能摄入量EDI。EDI必须≤A。

$$EDI = B_1 + B_2 + B_3 + \cdots\cdots + B_n$$

5. 有了该物质每日允许摄入总量（A）之后，还要根据人群的膳食调查，搞清膳食中含有该物质的各种食品的每日摄食量（I），然后即可分别算出其中每种食品含有该物质的最高允许量（C）。

6. 根据该物质在食品中的最高允许量（C）制定出该种添加剂在每种食品中的最大使用量（E）。

任务三　食品中污染物及加工中形成的有毒物质

扫码"学一学"

20 世纪 90 年代以来，我国社会的工业化步伐加快，随之而来的环境污染问题也越来越严重，这些工业污染物可随空气、水和土壤进入可食用的植物和动物体内，也会在食品的加工、储运、包装等各个环节污染食品，从而威胁人类的健康，其中重要的工业污染物包括有多环芳烃（PAHs）、多氯联苯（PCBs）、二噁英（dioxin）及汞、镉、铅、砷等。

一、多环芳烃类

（一）多环芳烃类化合物的概述

多环芳烃（PAHs）是含有两个或两个以上苯环的碳氢化合物，是重要的环境和食品污染物，也是人类最早发现的致癌物。主要是在煤、石油、木材、烟草、有机高分子化合物不完全燃烧时产生的挥发性物质，迄今发现的 PAHs 类化合物有 400 多种，包括三类：联苯及联多苯类、多苯代脂烃类和稠环芳烃类，其中稠环芳烃类比较常见，如苯并 [a] 芘、苯并 [b] 萤蒽、苯并 [a] 蒽等，都是重要的致癌剂，其中苯并 [a] 芘在食品中最多见，致癌性最强。苯并 [a] 芘在酸性条件下稳定，易与硝酸作用，在紫外光作用下发生光氧化反应，能被带正电荷的吸附剂如活性炭吸附。

（二）食品中 PAHs 的来源及污染途径

1. 环境污染食品　工业生产中产生的大量 PAHs 排放到空气中，直接落到蔬菜、水果和露天存放的粮食表面造成污染；废气中大量的 PAHs 随灰尘落到农作物或土壤中，农作物的直接吸收造成污染；PAHs 类化合物污染水源后，可以通过食物链向人体转移，最终在人体内富集；农民在柏油路上晾晒粮食、油料种子，可造成 PAHs 对粮食的直接污染。

2. 食品加工过程中形成　食品在烟熏、烘烤等加工过程中会产生大量的 PAHs，包括有苯并 [a] 芘、苯并菲和苯并蒽等。尤其是用易发烟的燃料，如木材、煤炭等，是食品中的 PAHs 的主要来源。另外，PAHs 的产生与烹调温度、食物的组成成分、烹调方式等因素有关，如温度越高、食物脂肪含量越多，食品中产生的 PAHs 也就越多，如直接明火烘烤比电炉烘烤产生的 PAHs 多，热烟烟熏比冷烟烟熏产生的 PAHs 多，烤羊肉产生的 PAHs 比烤牛肉多。

3. 其他途径　用不合格的包装材料包装食品、蔬菜的腐烂、微生物的作用都可能造成食品中 PAHs 的污染。PAHs 类化合物亦可以通过呼吸道、消化道、皮肤等途径进入人体，对人体健康造成危害。

（三）多环芳烃类化合物的毒性

1. 一般毒性 PAHs 的急性毒性为中等或低毒性，如萘，小鼠经口和静脉给药的 LD_{50} 为 100～5000 mg/kg 体重，大鼠经口给药的 LD_{50} 为 2700 mg/kg 体重。PAHs 的急性毒性主要表现为神经毒、肺毒、血液毒、肝毒和心肌损伤及致敏等。

2. 生殖毒性及致癌性 多环芳烃致癌性的研究已经有很多年的历史了，早在 1775 年英国医生皮特就确认烟囱清洁工阴囊癌的高发病率与他们频繁接触烟灰（煤焦油）有关，1928 年英国学者第一次合成了致癌物二苯并蒽。1933 年 Cook 等从煤焦油中分离出苯并[a] 芘。

20 世纪 30 年代以来，一系列 PAHs 生物学研究表明，它们的致癌活性大不相同（表 9-5）。大多数的 PAHs 本身并不具有致癌活性，必须在体内经过代谢酶的作用，被活化后转化成有活性的致癌物，其中，苯并[a] 芘的致癌性是最为确定的，有研究发现，饲料中含有 250 mg/kg 苯并[a] 芘可诱发动物产生前胃肿瘤。苯并[a] 芘进入人体后会很快被肠道吸收，然后随血液分布全身各处，在乳腺、脂肪组织中均可以蓄积。导致上皮组织产生肿瘤，如皮肤癌、肺癌、胃癌和消化道癌症。流行病学调查表明，一些地区胃癌的高发与当地居民经常食用自制的含苯并[a] 芘较高的熏肉有关。

表 9-5　多环芳烃的相对致癌活性

PAHS	相对活性
3, 4-苯并[a] 芘	＋＋＋
甲基苯并[c] 菲	＋＋＋
二苯并[a, h] 蒽	＋＋
二苯并[a, i] 芘	＋＋
苯并[b] 萤蒽	＋＋
苯并[a] 蒽	＋
苯并[a] 菲	＋

注：＋＋＋强，＋＋中，＋弱。

大多数的 PAHs 具有遗传毒性或可疑遗传毒性，动物实验显示，苯并[a] 芘能通过血液－胎盘屏障发挥致癌活性，造成子代产生肺腺瘤和皮肤乳头状瘤，还可观察到其降低生殖能力和对卵母细胞的破坏作用，最终通过肾脏、胆道和肠道排出体外。

二、多氯联苯

（一）多氯联苯的概述

多氯联苯（PCBs）是联苯环上的一个或多个位置的氢原子被氯原子取代的芳香族化合物。具有极强的耐酸、耐碱、耐高温、耐氧化、耐光解性和良好的绝缘性。广泛用于成型剂、涂料、油墨、绝缘材料、阻燃材料、墨水、无碳复印纸和杀虫剂的制造。

（二）来源及污染途径

由于 PCBs 良好的工业特性，在世界范围内大量生产和使用，在使用过程中通过泄漏、废弃、蒸发、燃烧、堆放及废水处理进入环境，从而对水源、大气和土壤造成污染。由于这种化合物具有很强的稳定性，很难在自然界降解，便通过食物链的生物富集作用污染水生生物，造成海洋鱼类和贝类食品中严重残留问题。

食品加工过程的不慎可使食品受到多氯联苯的污染。另外，食品储藏的密封胶、食品包装箱的废纸板中的PCBs含量也很高，也会造成食品的污染，尤其是油脂含量高的食品更容易被污染。

（三）多氯联苯的毒性

PBCs的毒性与动物种类、性别、给药方式、年龄、体重等因素都有关系。食物和环境中的PBCs可经皮肤、呼吸道和消化道被吸收，其中消化道的吸收率最高。

1. 急性毒性　PCBs的毒性与动物种类有很大关系，对人类的急性中毒症状包括皮肤和指甲色素沉着、流眼泪、全身肿胀、虚脱、腹泻和体重减轻。摄入大量PCBs会使儿童生长发育停滞。孕妇摄入大量PBCs会使胎儿生长停滞。

2. 慢性中毒　对我国台湾米糠油事件的受害者进行的随访研究发现，这一人群中慢性肝脏疾病和肝硬化的死亡率明显增高。许多动物实验也证明，肝脏是PCBs作用的靶器官，PCBs对动物肝脏可产生诸多方面的影响，诱导肝微粒体酶、肝酶和脂质在血液中的浓度增高，导致肝脏肿大和肝脏肿瘤。

3. 致癌性和致突变性　在动物实验中，PBCs显示有致癌性，主要导致肝癌和胃肠肿瘤。也有体外试验证明PBCs是乳腺癌的发病危险因素之一。目前研究显示，PBCs具有致癌性，并确定人对此敏感，但它只表现出相对较弱的致癌性。

三、二噁英

（一）二噁英概述

二噁英是一类氯代含氧三环芳烃类化合物，包括多氯代二苯并-对-二噁英（PCDDs）和氯代二苯并呋喃（PCDFs）。是有机氯化合物（如农药、聚氯乙烯塑料等）的合成过程中作为微量不纯物而生成的非商业性目的的副产品。随着化学工业的发展，有机氯化合物的大量使用，这些物质被混入到废弃物中，随废弃物的焚烧处理产生二噁英，因此，废物的焚烧成为城市二噁英污染的主要来源。这类化合物进入环境后均表现出热稳定性强、挥发性低、脂溶性强和环境稳定性高的特点。

（二）二噁英的来源及污染途径

1. 来源　大气中的二噁英90%来源于城市和工业垃圾的焚烧，尤其是聚氯乙烯产品的焚烧。纸张的漂白和汽车尾气的排放也是环境中二噁英的主要来源。人群接触二噁英的途径包括吸入空气与空气中的颗粒、污染的土壤、皮肤接触和食物等，其中最主要的接触途径是膳食接触，尤其是动物性食品。

2. 二噁英污染食品的途径　①生物富集作用，如环境中的二噁英污染水体后，通过水生植物，浮游动植物→食草鱼→食鱼鱼类及鸭、鹅等家禽，这样的食物链污染食品。②食品包装材料的迁移，食品包装纸在漂白过程中产生二噁英类物质，在使用时可迁移至食品中造成污染。③职业接触和意外事故，职业暴露中最典型的事件是农药2，4，5-三氯苯氧基醋酸的制造者和散播者。

（三）二噁英的毒性

二噁英的毒性很强，且在环境中通常是以混合物的形式存在，其中毒性最强的是 TCDD（专指四氯代二苯并对二噁英，2，3，7，8 - TCDD），在国际上通常把不同组分的二噁英折算成相当于 TCDD 的量来表示，称为毒性当量。

1. 一般毒性 2，3，7，8 - TCDD 的半数致死量（LD_{50}）有明显的种属差异和性别差异，毒性为迟发型，一般暴露数周后死亡。中毒特点为严重的体重丢失，伴随脂肪和肌肉组织急剧减少的"消瘦综合征"，出现毒性反应的脏器主要有肝脏、胸腺、性腺、甲状腺和肾上腺等，雌性敏感性大于雄性。人以外的灵长类动物主要的毒性反应为皮肤病变、类似于人的痤疮。大白鼠经口给予2，3，7，8 - TCDD 时未观察到有害作用剂量（NOAEL）为 1 ng/（kg·d），观察到的毒性反应为体重减轻、肝功能损害等。

2. 皮肤毒性 TCDD 可导致大白鼠产生皮肤淀粉样变性、皮肤炎，对人及灵长类动物的毒性变性为氯痤疮，表现为黑头粉刺和淡黄色囊肿，主要分布在面部和耳后，有的也分布为背部和阴囊等部位。有报道称其潜伏期为 1~3 周，而消除期为 1~3 年。

3. 免疫毒性 TCDD 能够对机体造成免疫抑制，表现为胸腺萎缩，体液免疫和细胞免疫均受到抑制，使机体免疫功能下降，传染病的易感性和发病率增加。

4. 致癌性 二噁英对动物有较强的致癌性，对大鼠、小鼠、仓鼠和鱼进行的多次染毒试验中都发现其致癌性呈阳性，对啮齿动物连续进行 2，3，7，8 - TCDD 染毒，两性均可诱发多部位肿瘤，其主要的致癌作用靶器官有肝脏、甲状腺和肺，此外还有皮肤和软组织，且存在种属和性别差异。流行病学研究表明，人群接触二噁英与人群所有癌症的总体危险性增加有关。但其致癌机制尚不完全清楚，有人认为其致癌机制是间接的，主要表现为促癌作用。

5. 生殖毒性 二噁英的生殖毒性主要是通过对生物体性激素的影响来完成的，一般认为二噁英的生殖毒性对男性和雄性动物较为显著。主要表现为睾丸减轻、内部形态发生改变，精细胞减少，输精管中精母细胞和成熟精子退化，精子数量减少及生精能力降低。对雌性动物的影响表现为子宫重量减轻、卵巢功能障碍、子宫中雌性激素受体减少，严重的导致不孕或宫内膜异位。这些症状在动物实验中有比较好的体现，但是目前关于人类的资料还比较匮乏。

二噁英对宫内胎儿的发育有很大的影响，这方面动物学试验数据充足，胚胎期通过母体接触二噁英可致胎儿畸形、性成熟期延长、生育率低、生殖器官受到损害等，严重者可致胎儿宫内死亡，但对人类的致畸难以确定。

四、铅

（一）食品中铅的来源及污染途径

很多食品中都含有少量的铅，一般植物性食物高于动物性食物。造成食品中铅污染的原因及其途径主要是：①含铅"三废"物质和农药污染空气、水体、土壤，进而污染食物、饲料和农产品；②通过食物链的生物富集作用污染；③食品加工、包装、运输、贮存过程造成的污染。

（二）铅的毒性及在体内的代谢

铅的毒性主要是其在体内长期蓄积造成的神经和血液性疾病。轻度铅中毒是目前最常见的铅中毒形式，主要表现为神经衰弱综合征和消化道症状。如头痛、头晕、乏力、肢体酸痛、腹隐痛、食欲不振、便秘、恶心、呕吐。另外，动物实验表明，铅及其化合物有"三致"作用。

大部分铅通过消化道吸收，也有一部分可通过呼吸道进入人体。进入人体后最初主要分布在肝、肾、肺、脾、脑等软组织，数周后以不溶性磷酸铅的形式储存在骨骼和毛发中。铅对神经系统的伤害最大，尤其是低龄儿童，对铅的敏感性明显高于成人，铅已成为威胁儿童健康的头号"隐形杀手"。

五、汞

汞俗称水银，呈银白色，是一种液态重金属，室温下具有挥发性。在自然界中主要有元素汞和化合物汞两大类。元素汞能溶解多种金属形成合金；汞化合物又可分为有机汞和无机汞两大类。其中有机汞的毒性远远大于无机汞和元素汞，在有机汞中又以甲基汞毒性最强。

（一）食品中汞的来源及污染途径

汞主要污染鱼、贝类。汞对食品中污染的途径主要是含汞"三废"物质和农药污染空气、水体、土壤，进而污染食物、饲料和农产品；食物链的生物富集作用污染。食品加工、包装、运输、贮存过程造成的污染。

（二）食品中汞残留的危害

人体对有机汞、无机汞和金属汞的吸收明显不同，因元素汞易挥发，食品中几乎不存在，无机汞大部分可经粪便排出体外，而脂溶性强的有机汞对人体的危害是最大的。

汞及其化合物可通过消化道、呼吸道和皮肤黏膜被人体吸收，进入体内后广泛分布于机体的各组织和体液中，尤以肝、肾、心、脑、骨组织含量高。在体内代谢缓慢，易蓄积。

进入人体的汞及其化合物急性毒性主要造成神经系统、消化系统、呼吸系统和肾损伤。慢性中毒主要造成脑、消化系统和肾损伤。除此之外，汞及其化合物还表现出胚胎毒性、致畸性和遗传毒性。

任务四　食品中的农药残留

农药是用于防治危害农作物和农林产品的有害生物（如病毒、杂草、虫）及调节植物生长发育的各种药剂，包括天然提取的、化学合成的或半合成的3大类。农药残留对食品安全的影响已经成为世界性的问题。如何消除、检测与限制农药残留已成为全世界重要的食品安全问题，我国也在《食品安全国家标准　食品中农药的残留最大限量》（GB 2763—2016）中对各类农药的在食品中的最大残留限量作了明确、详细的规定。

扫码"学一学"

一、有机氯农药

有机氯农药主要起杀虫的作用，常用的有 DDT、六六六、艾氏剂、狄氏剂、氯丹、毒杀芬等。这类农药性质稳定，在环境中残留时间长，不易降解，并可不断地迁移和循环，食物富集作用很强，属于高度残留的农药。对食品的污染主要通过直接喷洒在农作物上、通过污染环境间接让农作物吸收；通过食物链富集作用污染食品；加工、运输过程中污染食品。

此类农药进入人体会直接影响人体的神经系统和肝、肾等实质脏器，可在脂肪组织及含脂肪较高的器官中蓄积而引起毒作用，损害生殖系统，使胚胎发育受阻，导致孕妇流产、早产及死产。

二、有机磷农药

我国使用量最大的一类农药。这类农药污染食品的途径与有机氯农药类似，是一种神经毒素，可经消化道、呼吸道及完整的皮肤和黏膜进入人体，进入人体后会迅速随血液分布到全身各个组织和器官，以肝脏中含量最多，其次是肾脏、骨骼、肌肉、脑组织。在体内竞争性的抑制乙酰胆碱酯酶（AchE）的活性，造成体内乙酰胆碱（Ach）蓄积，从而引起中枢神经中毒。严重者可引起人体缺氧和窒息死亡。

三、氨基甲酸酯类农药

这类农药可用作杀虫剂、除草剂、杀菌剂等。污染食品的途径与有机磷农药相似。这类农药可经呼吸道、消化道、皮肤黏膜侵入机体，被吸收后主要分布在肝、肾、脂肪和肌肉组织中，对人体产生急性及慢性毒性。是一种可逆性的胆碱酯酶抑制剂，当毒物水解后胆碱酯酶恢复活性，症状消失。急性中毒时出现精神沉郁、肌肉无力、震颤痉挛、低压流泪、瞳孔缩小、呼吸困难等症状，重者出现心功能障碍，甚至死亡。除西维因等少数品种，大部分的氨基甲酸酯类农药无明显的"三致"作用。

四、拟除虫菊酯类农药

是一类新型的仿生合成农药，污染食品的主要途径是直接喷洒造成的污染。可经消化道、皮肤黏膜、呼吸道进入人体。进入血液后，毒物立刻遍布全身，特别是神经系统，之后在体内氧化水解，通过肾脏排出体外，一般不在体内产生蓄积效应，也无明显的"三致"作用，对哺乳动物毒性不强。但因其被大量多次使用，在一些多次采收的蔬菜和茶叶中易残留。

任务五　食品中的兽药残留

兽药残留是威胁动物性食品安全的主要问题之一，FAO 和 WHO 联合发起、组织的"食品中兽药残留立法委员会"（CCRVDF）把兽药残留定义为：动物产品的任何可食部分所含有的母体化合物及（或）其代谢产物，以及与兽药有关的杂质的残留。所以兽药残留既包括原药，也包括药物在体内的代谢产物。常见的药物残留包括抗生素类、激素类和驱虫药类。

一、抗生素类药物的残留

动物性食品中兽药残留的主要来源有：①在防治畜禽疾病时不严格遵守兽药的使用制

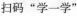

扫码"学一学"

度，长期或超标准使用、滥用药物导致的残留。②在畜禽动物生长过程中把抗生素或激素类药物当作饲料添加剂使用，企图达到预防感染性疾病、促进生长的作用而导致兽药的残留。③部分食品生产者在加工贮藏中，非法使用抗生素为达到灭菌、延长保质期的目的，导致食品中兽药的残留。

（一）大环内酯类抗生素

常用的有红霉素、阿奇霉素、泰乐菌素、替米考星、依维霉素，此类抗生素毒性相对较小，正常使用范围内不会对人和动物造成危害。但是不按规定的滥用、大量用药后会对人体和动物造成危害，尤其是在动物性食品中残留毒性更大。主要毒反应有：①过敏反应，长期大量用药会引起药物热、荨麻疹、药疹等；②多器官损伤，此类抗生素可造成胃肠道、肝、神经系统、心血管系统等多器官损伤。③易产生细菌耐药性及药物之间的不完全交叉耐药性。我国《动物性食品中兽药最高残留限量》规定了大环内酯类类抗生素在动物性食品中的 MRL（μg/kg），如替米考星，牛、羊，肌肉、脂肪≤100，肝≤1000，肾≤300；猪，肌肉、脂肪≤100，肝≤1500，肾≤1000；鸡，肌肉、皮＋脂≤75，肝≤1500，肾≤1000。

（二）氨基糖苷类抗生素

此类抗生素用作饲料添加剂的常用品种有两类，一类是抗菌性的，如新霉素、大观霉素安普霉素等；另一类为驱线虫的，如越霉素 A、潮霉素 B 等。此类抗生素的毒性为：①耳毒性，选择性地损害前庭功能和耳蜗听神经，婴幼儿特别敏感。②肾毒性，此类抗生素主要以原形由肾排泄和经细胞吞饮作用在肾皮质内大量蓄积，故可引起肾毒性。③过敏反应。④神经毒性和细菌耐药性增加。我国《动物性食品中兽药最高残留限量》中规定安普霉素仅作山羊、鸡、兔、猪口服用，产奶羊、产蛋鸡禁用，潮霉素 B 仅作猪和鸡治疗使用，在猪和鸡的可食组织以及鸡蛋中不得被检出。同时还规定了此类抗生素中其他品种在动物性食品中的最高检出量。

（三）四环素类

此类抗生素如金霉素、土霉素、四环素、多西四环素等，对革兰阳性菌、革兰阴性菌和立克次氏体都有很好的抗菌作用，且口服效果极好。主要毒性表现为：①过敏反应，长期大量用药会引起轻者药物热、皮疹，重者荨麻疹、光敏性皮炎、湿疹样红斑等。②多器官损伤，此类抗生素可造成肌肉骨骼系统、消化系统、肝、肾、心血管系统、神经系统等多器官损伤。③细菌耐药性增加二重感染。④阻碍多种矿物质离子的吸收，破坏肠道菌群，还可透过胎盘屏障对胎儿造成伤害。我国《动物性食品中兽药最高残留限量》中规定四环素类抗生素在动物性食品中的 MRL（μg/kg）如：土霉素、金霉素、四环素在所有动物肌肉≤100，肝≤300，肾≤600，牛、羊奶≤200，鱼、虾肉≤100。

（四）β－内酰胺类

此类抗生素主要包括青霉素类（青霉素钠/钾盐、氨苄西林钠、青霉素 V 钾）、头孢菌素类（头孢氨苄、头孢孟多、头孢吡肟等）。由于其能破坏细菌细胞壁的合成被广泛用于治疗细菌性感染。主要毒性表现为：①过敏反应是此类抗生素最常见的不良反应。除常见的药物过敏症状，此类药物最严重的过敏反应就是会出现致死性、过敏性休克。②多器官损伤，此类抗生素可造成消化系统、肝、肾、血液系统、神经系统等多器官损伤。③细菌耐药性增加二重感染。④双流仑样反应是人饮酒、使用某些药物或者某些药物与含乙醇的药物配伍后所引起的一种药物不良反应。已证实，头孢菌素可引起该反应，其主要表现为面部潮红，出现头痛、眩晕、腹痛、恶心呕吐、气急、心率加快、血压降低、嗜睡、幻觉等症状。⑤长期使用青霉素会造成低钾血症，头孢菌素会造成肾损伤，也可能具有"三致"作用。

（五）酰胺醇类抗生素

主要包括氯霉素类和甲砜霉素类，对革兰阳性菌和革兰阴性菌都有很好的抑制作用，对革兰阴性菌的作用更强，氯霉素经肝脏代谢，能透过血脑屏障和胎盘屏障，能抑制人体骨髓造血功能而引起再生障碍性贫血症和耳毒性。此外还可造成消化系统、肝脏、神经系统等多器官损伤。因此，包括我国在内，很多国家都禁止将此类抗生素用于食品、动物。

二、激素类药物的残留

激素是生物体产生的一类调节机体代谢或生理功能的微量物质，又称为化学信息物。其中性激素类药物和β-激动剂在食用动物喂养中常常被用作饲料添加剂，性激素类药物还常被埋植于皮下，以达到增加体内物质沉淀、改善动物生产性能的目的。这类药物的使用，曾为动物性食物的供给作出了积极贡献。然而，在食用动物生产中非法使用或滥用此类药物，不仅会直接危害动物的健康，还会因其在动物体内的大量残留对人类健康造成潜在威胁。

（一）β-激动剂

常用的品种有克伦特罗、沙丁胺醇、特布他林、马布特罗和塞曼特罗。此类药物大剂量使用可明显提高胴体瘦肉率、促进动物生长和提高饲料转化率。克隆特罗的毒性与危害主要是在食用动物生产中长时间（连续使用3周以上）、大剂量（治疗量的5~10倍）使用，会造成其在动物性食品中大量残留而威胁人类健康。如急性中毒会出现脸色潮红、头痛头晕、心律加速、胸闷心悸心慌，特别是原有心律失常的患者会出现室性期前收缩，另外，能使骨骼肌收缩增加，引发肌肉震颤、四肢麻木等症状。慢性中毒会引起心肌变性、肥大、横纹消失、纤维化或纤维化蜡样坏死。长期摄入克隆特罗还会对动物的生殖功能、免疫功能造成损害。也有部分动物实验显示克隆特罗具有"三致"作用。

我国《动物性食品中兽药最高残留限量》中规定：禁止将克伦特罗及其盐、酯，沙丁胺醇及其盐、酯，西马特罗及其盐、酯用于食用动物，并要求其在所有食用动物的所有可食组织中不得检出。

（二）性激素类

主要包括雄性激素、雌性激素、孕激素。其中，雄性激素包括睾酮、去氢睾酮、丙酸睾酮、氯睾酮等。雌性激素包括炔雌醇、炔雌醚戊酸、雌二醇等，孕激素包括醋酸氯地孕酮、甲炔诺酮等。由于此类药物在动物体内代谢、消除快，半衰期短（<10分钟）故其原形物在可食组织中残留很少甚至无法检出。但其代谢产物却可在体内，尤其是肝、肾、脂肪等可食组织中残留。短期、小剂量治疗使用，对人和动物都没有危害。长期大

量使用或是非法使用甚至滥用后，对人和动物存在潜在的危害。影响人和动物第二性征、性器官结构和功能；造成肝肾损伤，内分泌紊乱；甚至诱发疾病和癌症。我国禁止将甲基睾丸酮、群勃龙、醋酸甲孕酮、去甲雄三烯酮醇、玉米赤霉醇、己烯雄酚及其盐和酯用于食用动物。允许苯甲酸雌二醇、丙酸睾酮作治疗用，但均不得在食用动物的可食组织中被检出。

三、寄生虫类药物的残留

寄生虫类药物主要有阿维菌素类、苯并咪挫类、聚醚类抗球虫剂等，这类药物都有一定的毒副作用，有的甚至有很强的致畸、致癌、致突变作用。这类药物在食用动物中大量使用，必然会给动物性食品的安全造成一定的威胁。

（一）阿维菌素类

属于大环内酯类抗生素，但却不具有一般大环内酯类抗生素的抗菌作用，而是有很强的杀虫作用。主要包括伊维菌素、阿维菌素、多拉菌素等。按照WHO五级分类标准，属于高度化合物，主要引起宿主动物急性中毒。特殊毒性试验中未显示出任何选择性的毒作用。动物给药后吸收迅速，而后在体内广泛分布，主要以原形随粪便排出。另外，伊维菌素、爱比菌素可经乳腺排出，禁止用于处于泌乳期的牛。

（二）苯并咪挫类

广谱、高效低毒的抗蠕虫药，主要针对线虫有较强的驱杀作用。此类药物的体外细菌诱变试验显示有致突变效应，真核细胞能破坏纺锤体，妨碍染色体分离，染色体数目改变最终导致细胞死亡。动物实验也显示有致畸作用，并在多种动物体内表现出胚胎毒性，主要为各种骨骼畸形，绵羊和大鼠比较敏感。

（三）聚醚类抗球虫剂

目前使用最广泛的抗球虫药，主要包括莫能菌素、盐霉素、那拉菌素等。不但具有良好的抗球虫作用，还对多种动物有明显的促生长作用，能提高饲料的转化率，已被用作猪和牛的生长促进剂。大剂量使用时通过干扰动物细胞的离子平衡和能量代谢而产生细胞毒性作用，使细胞变性和坏死。以莫能菌素为例研究其对人类健康的影响发现，莫能菌素最明显的效应是引起血管舒张，诱发心脏冠状动脉扩张和血流量增加，引起心脏局部缺血患者的"血流改道"导致局部缺氧严重，病情恶化。

任务六　加工、贮藏中形成的有毒物质

一、N - 亚硝基化合物

（一）概述

N - 亚硝基化合物是对人和动物有强致癌性的一类化合物，生产和应用很少，自然界中主要以亚硝酸、二级胺及酰胺形式存在。

食品中N - 亚硝基化合物的来源主要为土壤、水体中富集硝酸盐和亚硝酸盐，导致其

扫码"学一学"

在蔬菜中蓄积，然后在后续的储藏加工过程中形成亚硝胺；肉制品的腐败变质，产生胺类化合物，加工过程中再和亚硝酸盐作用可形成亚硝胺；食品霉变，使胺类和亚硝酸盐含量增加，在适宜的条件下可产生亚硝胺；腌制、熏制、亚硝酸盐处理（腌菜、腌鱼、腌肉、熏鱼、香肠）等特殊加工方式使亚硝胺污染食品。

（二）毒性

此类化合物急性毒性较小，但其致癌、致畸、致突变作用备受人们的关注。致癌特点如下：①多途径诱发肿瘤，可经消化道、呼吸道、肌内注射、静脉注射、皮肤接触诱发肿瘤，甚至可经乳汁、胎盘引起子代动物肿瘤。②诱发各种动物肿瘤。③一次大剂量和长期小剂量给予都会诱发实验动物肿瘤。④能诱发多种组织器官肿瘤。总体上可诱发动物几乎所有器官肿瘤，但主要靶器官为肝脏、食管和胃。各种亚硝胺化合物对动物的致癌性见表 9 - 6。

表 9 - 6　各种亚硝胺对动物的致癌性

化合物 LD$_{50}$（mg/kg）	肿瘤种类	致癌性
二乙基亚硝胺 200	肝癌、鼻腔癌	+ + +
二正丙基亚硝胺 400	肝癌、膀胱癌	+ + +
乙基丁基亚硝胺 380	食管癌、膀胱癌	+ +
甲基苄基亚硝胺 200	食管癌、肾癌	+ +
甲基亚硝基脲 180	胃癌、脑癌、胸腺癌	+ + +
二甲基亚硝基脲 240	脑癌、神经癌、脊髓癌	+ + +
亚硝基吗啉	肝癌	+ + +
亚硝基吡咯烷	肝癌	+

注：+ + +强，+ +中，+弱。

二、杂环胺类化合物

（一）概述

20 世纪 70 年代末，日本学者 Sugimurra 首次从烤鱼、烤肉中分离出强致突变性和致癌性的化合物，后续研究表明这类化合物主要是复杂的杂环胺类化合物，这类物质主要在高温烹调高蛋白食物时由蛋白质、肽及氨基酸热解产生，如蛋白质含量丰富的肉类食物直接与明火接触或与灼热的金属表面接触烹调（火烤、煎、炸）容易产生此类物质。

（二）毒性

这类物质都属于前致突变物，需在体内活化后才具有致癌性，主要靶器官为肝脏，其次是血管、肠道、前胃、乳腺、阴蒂腺、淋巴组织、皮肤和口腔。对心肌的毒性主要表现为心肌可发生灶性细胞坏死伴随性炎症、间质纤维化等。

三、氯丙醇类化合物

（一）概述

氯丙醇类化合物是植物蛋白酸水解过程中产生的污染物。目前发现除了通过酸水解植物蛋白质外，焦糖色素的不合理生产和使用、自来水厂使用的阴离子交换树脂会造成自来水污染、食品包装材料（如茶袋、咖啡滤纸和纤维肠衣）的迁移等都会污染食品。

（二）毒性

氯丙醇的急性毒性为中等毒物、慢性毒性，主要损害肝脏、肾脏、神经系统和生殖系统。JECFA2001 年的试验显示，低剂量长期接触则肾小管增生，是其最敏感的毒作用终点，高剂量 1,3 - 二氯 - 2 - 丙醇对大鼠有明显的致癌性。

四、丙烯酰胺

（一）概述

富含淀粉的食品在大于 120 ℃高温加热时可形成丙烯酰胺，是人体接触此类物质的主要途径。

（二）毒性

急性毒性试验显示为中等毒性。动物实验研究显示，丙烯酰胺具有较强的神经毒性、生殖毒性、遗传毒性和致癌性。

任务七　保健食品

扫码"学一学"

一、保健食品安全性问题

（一）保健食品的概述

保健食品或称功能性食品，是指表明具有特定保健功能的食品，即适宜于特定人群食用，具有调节机体功能，不以治疗疾病为目的，并且对人体不产生任何急性、亚急性或者慢性危害的食品。具有三大属性：食品属性、功能属性、非药品属性。

（二）保健食品安全性

我国保健食品产业发展起步晚，企业素质参差不齐，市场监督管理体系尚未完善，尽管国家监督管理机构加大力度对保健食品审核批准、抽样检测和调查取证，但关于保健食品的安全问题层出不穷。

1. 以传统食品为载体的保健食品　其质量安全问题与传统食品相似。如以传统植物源食品大米、大豆、瓜果、植物油为载体的，主要考虑其农残、有害金属污染、有机污染物等问题。若以传统动物源食品鱼、虾、贝、海参、蛋类、蜂蜜为载体的，要考虑其兽药残留，有害元素残留，微生物污染等问题。

2. 不以传统食品为载体的保健食品　要考虑其特有的质量安全问题，如原料本身的安全性，提取功效成分的安全性，提取内源毒性的安全性，新资源、新技术的安全性等问题。

3. 作为保健食品原料的中草药的内源性毒物　我国保健食品中大量使用中草药为原料，且有很大一批中草药保健食品的生产技术成熟，但此类原料的粗提物成分复杂，本身所带有的毒性已经成为保健食品安全性评价的一个重要问题。

4. 保健食品中违法添加药品　在保健食品中违法添加药品的问题一直是我国保健食品质量安全的重大问题，在日常监管中发现，有四类保健食品违规添加药物成分比较突出。

减肥产品中添加西布曲明或酚酞，这些药物通常会使保健食品在停用后，体重反弹严重，并有肝肾毒性。降糖产品中添加格列本脲和格列齐特，还有苯乙双胍等治疗糖尿病的药品。另外，在抗疲劳和促进生长发育的保健品中也常发现有药品添加。

5. 原料及载体的外源性污染问题　保健食品的原料和其载体是食物或者中草药的存在同样的问题。如农残、兽残、微生物污染、工业毒素污染问题。

6. 新技术、新资源、新工艺带来的安全问题　新资源安全问题包括我国新研制、新开发、新引进而无食用习惯或只是少数地区有食用习惯所带来的问题。其食用安全性必须按照《新资源食品卫生管理办法》有关规定审核。在保健食品中使用新工艺也存在一定的安全风险，如纳米技术的使用，会使一些功能性成分的安全剂量大大缩小，且其表面化学物质的特殊性，有报道称其可能会通过嗅觉进入动物脑部，从而破坏某些组织。

7. 进口保健食品的质量问题　随着我国保健食品市场的飞速发展，吸引了不少国外著名名牌进入我国，其安全性问题也需要高度关注。另外，假冒伪劣保健品及虚假广告问题造成的安全问题也日益严重。

二、保健食品安全性评价

（一）对受试物的要求

1. 以单一已知化合物为原料的受试物，应提供受试物（必要时包括其杂质）的物理、化学性质（包括化学结构、纯度、稳定性等）。含有多种原料的配方产品，应提供受试物的配方必要时提供受试物各组成成分，特别是功效成分或代表性成分的物理、化学性质（包括化学名称、化学结构、纯度、稳定性、溶解性等）及检测报告等相关资料。

2. 提供原料来源、生产工艺、人的可能摄入量、使用说明等相关资料。

3. 受试物应是符合既定配方和生产工艺的规格化产品，其组成成分、比例及纯度应与实际产品相同。

（二）保健食品安全性毒理学评价的四个阶段及内容

1. 第一阶段　急性毒性试验。急性经口毒性试验（LD_{50}，最大耐受量试验）。

2. 第二阶段　遗传毒性试验、30天喂养试验、传统致畸试验。遗传毒性试验应综合考虑原核细胞与真核细胞、体内试验与体外试验相结合的原则。

3. 第三阶段　亚慢性毒性试验，包括有90天喂养试验、繁殖试验、代谢试验。

4. 第四阶段　慢性毒性试验和致癌试验。

（三）试验目的和结果判断

1. 急性毒性试验

（1）目的　获得一次或24小时内多次经口接触受事物后在短期内所产生的健康危害信息；进行急性毒性分级；初步评价毒物对机体的毒效应特征、靶器官、剂量–反应（效应）关系，可能的毒作用机制，为亚慢性和慢性毒性试验研究及其他毒理学试验提供剂量选择和观察指标的依据。

（2）结果　①如果LD_{50}小于人的可能摄入量的100倍，则放弃该受试物用于保健食品。如$LD_{50} \geq 100$倍者，则考虑进入下一阶段的试验。②动物未出现死亡的剂量≥ 10 g/kg体重（涵盖人体推荐摄入量的100倍），则进入下一阶段的毒理学试验。③人的可能摄入量较大和其他一些特殊原料的保健食品，按最大耐受量法给予最大剂量，动物未出现死亡，则也可以进入下一阶段的毒理学试验。

2. 遗传毒性试验、30 天喂养试验、传统致畸试验

（1）目的　遗传毒性试验关注受试物的遗传损伤（基因突变、染色体畸变和染色体数目的改变）；对只需进行第一、第二阶段毒性试验通过 30 天喂养试验观察其对生长发育的影响并初步观察最大未观察到有害作用剂量。致畸试验了解受试物的致畸作用。

（2）结果　遗传试验中，如三项试验中，体外、体内有一项或以上试验阳性，一般应放弃该受试物用于保健食品。均为阴性，继续试验。

对只需要进行第一、第二阶段试验的保健品，在 30 天喂养试验中，若 NOAEL≥人可能摄入剂量 100 倍，则结合其他各项结果可初步作出安全性评价；对于人可能摄入量较大的保健食品，在最大剂量组未发现有毒性，综合其他各项试验结果和受试物配方接触人群范围及功能等资料可初步作出安全性评价；若 LOAEL≤人可能摄入量的 100 倍，或观察到毒性反应的最小剂量组其受试物在饲料中≤10%，且剂量又小于或等于人可能摄入量的 100倍，原则上应该放弃该受试物用于保健食品，但对某些特殊原料和功能的保健食品要结合其他试验结果分析是否可以进入下一阶段毒性试验。

致畸试验中，致畸指数在 10 以下为不致畸，10~100 为致畸，100 以上为强致畸；致畸危害指数大于 300 说明该受试物对人危害小，100~300 为中等危害，小于 100 为危害大；在前两项试验的各试验组的任何一剂量组发现有致畸作用，放弃该受试物用于保健食品，若观察到有胚胎毒性，则应进行繁殖试验。

3. 90 天喂养试验、繁殖试验、代谢试验

（1）目的　①90 天喂养试验观察受试物以不同剂量水平较长时间喂养后对动物的毒作用和靶器官，确定 NOAEL 可为后续试验提供依据。②繁殖试验了解受试物对动物繁殖及对子代的生长、发育毒性。③代谢试验了解受试物在动物体内的毒物力学特征，包括吸收、分布、代谢、排泄的动态变化，组织蓄积，可能作用的靶器官等。

（2）结果　对于国外少数国家或国内局部地区有食用历史的原料或成分，判定原则如下：①NOAEL≥人可能摄入量 100 倍，可进行安全性评价；②LOAEL≤人可能摄入量 100倍，或 LOAEL 在饲料中比例≤10%，且剂量又≤人可能摄入剂量的 100 倍，原则上需放弃该受试物用于保健食品。

对于国内外均无食用历史的原料或成分，根据这两项试验中最敏感的指标得出的 NOA-EL 进行判断，若 NOAEL≤人可能摄入量的 100 倍，毒性较强，放弃其用于保健食品；若 NOAEL 在 100~300 之间，进行慢性毒性试验；NOAEL≥人可能摄入量的 300 倍，进行安全性评价。

4. 慢性毒性试验（包括致癌试验）

（1）目的　了解长期接触受试物后出现的毒作用及致癌作用，最后确定 NOAEL，为受试物是否可用于保健食品的最终评价提供依据。

（2）结果　①NOAEL≤人可能摄入量的 50 倍，毒性较强，放弃其用于保健食品。②NOAEL 在人可能摄入剂量的 50~100 倍，经安全性评价后，决定是否可用于保健食品。③NOAEL≥人可能摄入量 100 倍，考虑允许其用于保健食品。

由致癌性试验所得的肿瘤发生率、潜伏期和多发性进行判定的原则：凡符合下列情况之一，并经过统计学处理有明显的毒性差异，可认为致癌试验结果为阳性，若存在剂量 – 反应关系，则致癌性更可靠。①肿瘤只发生在试验组动物，对照组无肿瘤发生。②对照组与试验组都发生肿瘤，试验组发生率高。③试验组动物发生多发性肿瘤明显，对照组动物无肿瘤发生或只有少数动物发生肿瘤。

（四）不同保健食品选择毒性试验的原则

1. 以保健食品目录以外的动植物或动植物提取物、微生物、化合物为原料的保健食品，应对原料和成品保健食品分别进行毒理学评价。其中原料原则上需要通过以下四种情况确定毒理学试验的内容。

（1）国内外均无食用历史的原料或其成分，应该进行四个阶段的毒理学试验。

（2）仅国外少数国家或国内局部地区有食用历史的原料或成分，原则上进行一、二、三阶段的试验，必要时进行第四阶段试验。

（3）国外多个国家广泛食用的原料，在提供安全性评价资料的基础上，进行第一、第二阶段的试验，根据结果决定是否进行下一阶段毒性试验。

（4）对该原料生产的保健食品要进行第一、第二阶段的试验，必要时进行下一阶段的试验。

2. 原国家食药监总局发布的允许用于保健食品的动植物、微生物为原料（普通食品和药食同源食品除外）生产的保健食品应进行第一、第二阶段试验中的前两项，必要时进行第三阶段试验和传统致畸试验。

3. 以普通食品或药食同源物质作为原料生产的保健食品，分情况确定试验内容。

（1）不需要进行毒理学试验的保健食品　①以传统工艺生产且食用方式与传统食品食用方式相同。②用已列入营养强化剂或营养素补充剂名单的营养素化合物为原料生产的保健食品。③用水提物配置生产的保健食品，服用量为原料的常规服用量，且有关资料并未提及其有不安全性。

（2）用水提物配制生产的保健食品　如服用量大于常规量时，需进行急性毒性试验、三项致突变试验和30天喂养试验，必要时进行传统致畸试验。

（3）用水提以外的其他常用工艺生产的保健食品　若服用量为原料的常规量，需进行急性毒性试验、三项致突变试验。服用量大于常规量时需增加30天喂养试验。必要时进行传统致畸试验和第三阶段试验。

（五）保健食品毒理学安全性评价时应考虑的问题

1. 试验指标的统计学和生物学意义　分析对照组与试验组统计学上差异的显著性时，应根据其有无剂量 – 反应关系、同类指标横向比较等，此外，若是受试组发现有某种肿瘤发病率增高的现象，及时在统计学上无明显差异显著性也应该给予关注。

2. 生理作用与毒性作用　对试验中某些指标的异常改变，在结果分析评价时，要注意区分是生理作用还是受试物的毒性作用。

3. 时间 – 毒效应关系　对由受试物引起的毒性效应进行分析评价时，要考虑在同一剂量水平下的毒性效应随时间的变化情况。

4. 特殊人群和敏感人群　对孕妇、乳母、儿童食用的保健食品，应特别注意其胚胎毒性、生殖发育毒性、神经毒性和免疫毒性。

5. 人可能摄入较大量的保健食品　应考虑给予量过大时，可能影响营养素摄入量及其生物利用率，从而导致某些毒理学表现，而非受试物毒性。

6. 含乙醇的保健食品　对试验中某些指标的异常表现，要区分到底是乙醇的作用还是受试物的作用。

7. 动物年龄对试验结果的影响　老、幼动物对化学毒物的敏感性强。

8. 安全系数　一般来讲，从受试动物的试验结果外推到人时，安全系数为100。但对于较特殊的受试物，要综合考虑确定安全系数。

9. 人体资料　由于动物与人存在种属的差别，故在保健食品安全性评价时，应尽可能收集人群资料。

10. 综合评价　在对保健食品进行最后的安全性评价时，必须综合考虑受试物的来源、理化性质、毒性大小、代谢特点、蓄积性、接触的人群范围等因素进行综合评价全面权衡，得出结论。

11. 重新评价　对保健食品进行安全性评价，不仅是科学试验的结果，也与当时的技术条件、社会因素等密切相关，因此，随着时间的推移，很可能会有不同的结论，必要时，要重新进行评价，得出科学的结论。

任务八　转基因食品

扫码"学一学"

一、转基因食品安全性问题

利用基因工程技术，将某些生物的基因转移到其他生物中去，改造他们的遗传物质使其在性状、营养品质、消费品质等方面向人们所需要的目标转变，以这种转基因生物为直接食品或为原料加工生产的食品就是转基因食品（GMF）。

转基因食品主要有三个方面的安全性问题：①环境安全问题；②食用安全问题；③粮食供给安全问题。转基因种子安全一直是众多学者担忧的问题。长期种植转基因作物，特别是粮食，可能会导致原有种子灭绝，由此而导致的安全问题不容忽视。

1. 环境安全问题　转基因食品对环境的威胁主要表现为转基因食品会破坏生态系统中的生物种群，影响生物多样性，导致基因漂流产生不良后果、转基因作物亲缘野生种成为杂草或超级杂草，可能带来新的病毒或疾病和一些其他的不可预计的风险。

2. 食用安全问题　从转基因食品问世到现在，关于其食用安全问题一直没有定论，转基因食品的食用安全问题主要就是外源基因的表达产物是否安全，一般来说，致敏性、毒性、营养成分、抗营养因子这几个方面是进行安全性评价的主要内容。

（1）过敏反应　转基因食品引起食物过敏的可能性是人们关注的焦点之一，其产生过敏反应的原因可能是外源基因所表达的蛋白质本身是过敏源，或外源基因表达的蛋白质经肠胃道消化后产物具有过敏性，也可能转入的新基因表达的蛋白质与致敏蛋白的氨基酸序列有明显的同源性，亦或新基因所表达的蛋白本身就是过敏蛋白质家族中成员。

（2）毒性　转基因食物可能产毒的原因包括：①转入的基因片段可能来源于有毒生物，转入后使受体生物原有毒素增多或者带来新的毒素。②外源基因可能打破受体生物原有的"管理体制"，将产毒的沉默基因激活、表达，产生毒素，但这目前没有直接的试验结果可证明这一点。

（3）**营养成分** 抗营养因子转基因食品中导入的外源基因可能会以难以预料的方式改变食品的营养价值和不同营养素的含量，甚至可能引起抗营养因子的改变。如美国生产的一种耐杂草大豆中，异黄酮的含量就比普通大豆低 12% ~ 14%。且基因在结构和功能层面上发生改变，还可能会带来一些意想不到的后果。

（4）**抗生素抗性** 转基因植物基因组在插入外源基因时通常要连接带有抗生素抗性的标志基因，用于帮助转化因子的选择，若人类食用了带有抗生素抗性标记的转基因食品，食品中的抗生素抗性基因就有可能插入到人肠道菌群或土壤微生物中，并且得到表达，那么这些微生物将成为抗药菌株，这种变化可能会影响口服抗生素药物的药效，更严重者可能会引发人类的医疗风险。

二、基因食品安全性评价

（一）转基因食品安全性评价的目的及意义

转基因食品安全性评价的目的是从技术层面对该产品的潜在危险进行分析，以期在保障人类健康和生态环境安全的同时也有助于促进生物技术的健康、有序的发展。因此，对转基因食品的安全性评价意义可归纳为：①提供科学决策依据；②保障人类健康和环境安全；③回答公众疑问；④促进国际贸易；⑤保证出境生物技术的可持续发展。

（二）转基因食品安全性评价原则

1. 实质等同性原则 1993 年由经济合作与发展组织（OECD）提出，是目前国际上普遍采用的评价原则，它是指根据转基因食品与现有食品在生物学和主要营养成分方面是否具有实质等同性进行区别对待。

2. 预先防范原则 采取以科学为依据，公开透明，结合其他评价原则对转基因食品进行评价，防患于未然。

3. 个案评估原则 在对转基因食品进行安全性评价时，应考虑其基因来源、功能、受体生物等特点，对不同的转基因食品逐个进行评估。

4. 逐步评估原则 在转基因食品研发的实验室研究、中间试验、环境释放、生产性试验和商业化生产等几个环节逐个进行评估，以上一步的试验结果为依据来考虑下一步试验是否进行。

5. 风险效益平衡原则 在对转基因食品进行评估时，要考虑到风险与效益的平衡，以获得最大利益的同时，将风险降到最低。

6. 熟悉性原则 熟悉转基因食品的有关性状、与其他生物或环境的相互作用、预期效果等背景知识，在作评估时应掌握这样的原则，熟悉不意味着安全，不熟悉不意味着不安全，需要逐步对其潜在风险进行评估。

（三）转基因食品安全性评价的步骤

转基因食品安全性评价步骤见图 9 - 1。

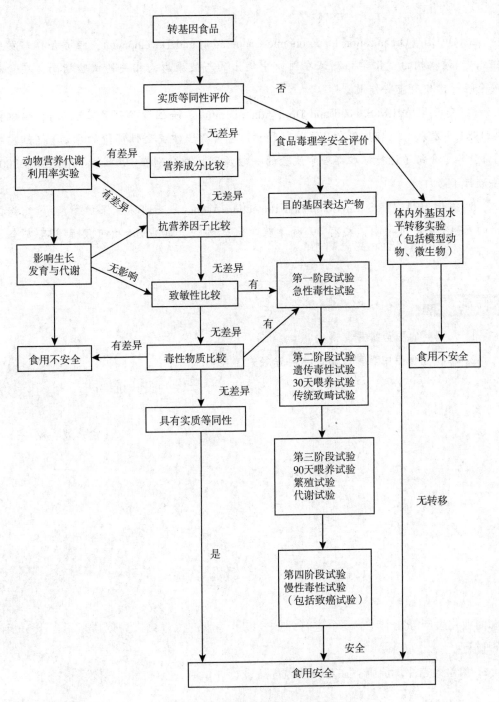

图 9-1 转基因食品安全评价步骤

与食品毒理学相关的国外组织

1. JECFA（JointmentFAO/WHO Expert Committee on Food Additives，FAO/WHO 食品添加剂联合专家委员会），该机构主要关注食品添加剂和兽药的毒理学安全性评价。

2. JMPR（Jiont FAO/WHO Meeting on Pesticide Residues，FAO/WHO 农药残留联席会议），该机构提出了对食品中农药残留进行毒理学安全性评价的原则。

3. OECD（Organization for Economic Cooperation and Development，经济合作与发展组织），该机构的《化学品测试准则》中提出的与健康影响相关的试验指南，在食品安全性评价中有重要作用。

4. 美国 FDA（U. S. Food and Drug Administration，美国食品药品管理局），该机构在 1982 年发表了《直接用食品添加剂和食用色素毒理学安全性评价的原则》（红皮书 I），其中介绍了进行标准毒理学试验的一般原则，并分别在 1993 年、2000 年、2007 年进行了修订。

5. 美国 EPA（U. S. Environmental Protection Agency，美国环境保护署），该组织提出的 EPA870 系列指南，共有 49 项毒理学试验方法，其中 38 项可用于食品安全性评价。

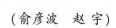

思考题

1. 二噁英的防治措施有哪些？

2. 动物性食品中兽药残留的主要途径有哪些？

扫码"练一练"

（俞彦波　赵 宇）

实验部分

实验一　基础实验操作

一、健康动物的选择

无论选择哪些种属品系的动物进行实验，均要求选择健康的实验动物。健康动物检查时要求：外观体形丰满，被毛浓密有光泽、紧贴体表，眼睛明亮，行动迅速，反应灵活，食欲及营养状况良好。选择时重点检查以下项目。

1. 眼睛　明亮，瞳孔双侧等圆，无分泌物。

2. 耳　耳道无分泌物溢出，耳壳无脓疮。

3. 鼻　无喷嚏，无浆性黏液分泌物。

4. 皮肤　无创伤、无脓疮、疥癣、湿疹。

5. 颈部　要求颈项端正，如有歪斜提示可能存在内耳疾患，不应选作实验动物。

6. 消化道　无呕吐、腹泻，粪便成形，肛门附近被毛洁净。

7. 神经系统　无震颤、麻痹。若动物（大鼠、小鼠）出现圆圈动作或提尾倒置呈圆圈摆动，应放弃该动物。

8. 四肢及尾　四肢、趾及尾无红肿及溃疡。

二、实验动物的性别鉴定

动物性别不同对毒物的敏感性也不同，这可能与性激素、肝微粒体羟基化反应有关，也随受试物而异。因此，要根据实验要求选择性别，一般实验如对性别无特殊要求者，宜选用雌雄动物各半。

大鼠、小鼠主要依肛门与生殖孔间的距离区分，间距大者为雄性，小者为雌性。成年雄鼠卧位可见到睾丸，雌性在腹部可见乳头。

三、实验动物房管理

实验动物房是指适宜于饲养、繁育实验动物的建筑物。这类建筑应具有特定的环境要求和实验手段，以保证动物的品质和实验研究的准确可靠性。

按照空气净化的控制程度，实验动物环境可分为普通环境、屏障环境和隔离环境 3 类。普通环境饲养普通动物；屏障环境饲养清洁动物、无特定病原动物（SPF 动物）；隔离环境饲养无菌动物及悉生动物及 SPF 动物。

实验动物繁育、生产设施环境指标应符合要求。

四、实验动物的饲养管理

动物设施的合理营造和管理，对于动物本身，使用动物的科研数据和教学或测试计划的品质，以及对于工作人员的保健和安全，都是至关重要的。完善的管理计划，要为动物的生长、成熟、繁殖和维持良好的健康状况，提供环境、栖居所和护理条件；为其提供福利条件；以及尽量减少可影响科研成果的各种可变因素。具体的运作措施则随各研究机构在不同情况下所特有的多种因素而定。训练有素而机敏的工作人员，即使在总体布局或装备条件差强人意的情况下，往往也能保证高品质的动物管理工作。

（一）饲料

动物应每天或按其特定的需求给予可口的、无污染且营养丰富的饲料，除非是研究方案对其另有要求。国家学术研究委员会的动物营养专业委员会的若干小组委员会都已对实验动物的营养要求发表了大量论述材料。这些材料涉及有关饲用原料的品质保障，避免化学性或微生物性污染物或自然毒物的存在，饲料中各种营养成分的生物利用效率以及适口性等。加工或贮存饲料及其配料的场所都应保持清洁并密闭，以防止害虫进入。

食具的设计和放置应便于动物采食，并尽量减少粪尿污染。对于组群关养的动物，食具应有足够的空间和采食点，以尽量减少争食现象，保证全部动物都能一起采食，特别是在研究方案或管理过程中要限制饲料的情况下。贮存饲料的容器不应在潜伏不同污染危险的区域之间传播，并应定期进行清洁卫生处理。

（二）饮水

一般情况下，动物应能按其具体要求而获得适宜而无污染的饮水。水的品质和饮用水的定义可能因地区而异。为保证水质的可接受程度，必须定期监测其 pH、硬度、微生物性或化学性污染，特别是对于某特定地区的水的正常组成可影响其所获结果的研究项目。对于要求高纯水的研究方案，可对水进行处理或提纯，以尽量减少或消除其污染物。供水装置，例如饮水管和自动饮水器，应逐日检查以保证合适的维修、清洁和正常运行。有时要训练动物使用自动饮水装置。水瓶最好能更换，而不宜加灌，以防潜在的微生物交叉污染；如果是重新灌装，则应注意水瓶要放回原笼位置。在室外设施中饲养的动物，有可能从设定的饮水装置以外的场所饮水，例如溪流或暴雨后的积水坑。

（三）垫料

实验动物的垫料是一种可影响实验数据和动物健康的可控制的环境因素。兽医或设施负责人应在征询研究人员的意见后，选用最适宜的垫料。垫料应以离地的方式在货架或手推车上运输和贮存，始终要保证其品质且尽量减少污染。

在高压灭菌处理时，垫料可吸收水分以至于失去吸湿能力，并有利于微生物生长，因而应采用适当的干燥时间和贮存条件。垫料的用量应足以在笼具更换过程保持动物体干爽，对于小型实验动物更应注意防止垫料接触水管，以免漏水进入笼中。

（四）卫生措施

卫生措施，即维持有益于动物健康的条件，包括垫料更换（按实际情况）、清洗和消毒。清洗是除去过多的污垢和碎屑，消毒则可减少或消除浓度太高的微生物。清洗消毒的次数和程度，则依据动物的正常行为和生理特点为其提供卫生环境的需求而定。

五、动物实验染毒与处置

（一）实验动物的编号

较大动物如兔、猫、狗等，可用号码牌挂在动物颈部，或将特制的铝质标牌固定在耳壳上。小鼠、大白鼠及豚鼠，一般用3%～5%苦味酸溶液涂于体表不同部位的毛上。原则是先左后右，从上到下，从前到后。例如1号–左前肢，2号–左腹部，3号–左后肢，4号–头部，5号–背部，6号–尾部，7号–右前肢，8号–右腹部，9号–右后肢等（图10–1）。

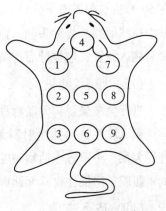

图10–1　小白鼠的编号

（二）实验动物的捉拿与固定

1. 小鼠　用右手提起小鼠尾部，放在实验台上，当其向前爬行时，左手抓住两耳及头颈部皮肤，再置小鼠于左手心，拉直四肢并用手指夹住肢体固定。右手可行注射或其他操作。

2. 大鼠　容易激怒咬人，捉拿时左手应戴防护手套或用厚布盖住大鼠，先用右手抓住鼠尾，再用左手拇指和食指握住头部，其余手指与手掌握住背部和腹部。不要用力过大，切勿捏其颈部，以免窒息致死。右手可行注射或其他操作。

3. 兔　家兔习性温顺，除脚爪锐利应避免被其抓伤外，较易捕捉。拿时切忌以手提抓兔耳、拖拉四肢或提拿腰背部。正确的方法是用右手抓住其颈背部皮毛，轻提动物，再以左手托住其臀部，使兔的体重主要落在左手掌心。固定兔的方法依实验需要而定，分兔台固定、马蹄铁固定和立体定位仪固定等。

（1）兔台固定　将兔仰卧，四肢用粗线绳一端缚扎于前后肢的踝关节以上部位，两前肢线绳在背后交叉穿过，分别固定在兔台两侧；两后肢左右分开，固定在兔台尾端。兔头可用特制的兔头夹固定。进行头颅部实验时，常用马蹄铁或立体定位仪进行固定。

（2）马蹄铁固定法　先剪去两侧眼眶下部的一小块皮毛，将马蹄铁两侧的尖头金属棒嵌在小孔中，左右对称旋紧固定金属棒的螺丝；前端中间的金属棒尖端嵌在两上门齿的齿缝之间，旋紧固定金属棒的螺丝。此时兔头被三点固定法牢固的固定在马蹄铁上，若想使头部上仰或下俯，可上下调节前端中间的金属棒。

4. 蟾蜍　一般左手抓蟾蜍。将蟾蜍后肢拉直，前肢置于腹部握于掌内，食指压在头前部。

六、实验动物的给药方法

（一）兔耳缘静脉注射

兔常用静脉注射部位为耳缘静脉。注射前先拔掉耳背面外缘部位的毛，用水湿润局部，手指轻弹血管使静脉充盈（助手压迫静脉近心端充盈更佳）。一手拇指和无名指固定兔耳远端，另一手持注射器于静脉远心端（尽量在静脉末端进针，以备重复穿刺）刺入皮下，而后针尖沿血管走向刺入静脉。因兔耳缘静脉比较细，不一定有回血。然后，固定兔耳的手将针尖固定在兔耳上，缓缓推注药物入静脉。如手感推注困难，或发现注射部位局部肿胀、变白，则说明针尖没有刺入静脉，药液注在皮下，此时，应将针尖拔出重新注射。注射完毕后，拔出针头，压迫止血1~2分钟。

（二）小鼠尾静脉注射

将小鼠固定（可置于固定筒内，鼠尾外露），用乙醇或二甲苯棉球涂擦尾部，或将鼠尾在50℃热水中浸泡半分钟，使其血管扩张。一手拉住尾尖，选择一条扩张最明显的静脉，一手持注射器，将针头刺入血管，推入药液。如推注时手感有阻力，且局部变白表明针头没有刺入血管，应拔针后重新穿刺。

（三）腹腔注射

进行兔、猫、狗大动物腹腔注射时，可使动物仰卧，在腹部后1/3处略靠外侧，针头垂直刺入腹腔，回抽注射器无回血、无尿液、无消化道内容物时，即可将药物推入腹腔。进行大鼠、小鼠等小动物腹腔注射时，可用手抓取并固定动物后，注射器从腹部向头方向刺入腹腔，回抽注射器无回血、无尿液、无消化道内容物时，再将药物推入腹腔。

（四）皮下注射

皮下注射的常选部位为背部皮下。小鼠皮下注射可由两人合作，一人左手抓住小鼠头部皮肤，右手拉住鼠尾；另一人左手捏起背部皮肤，右手持注射器，将针头刺入背部皮下。如果一人操作，可将小鼠置于铁丝网上，左手抓小鼠，以拇指和食指捏起背部皮肤，右手持注射器刺入背部皮下。大动物皮下注射时需固定，为避免药液外溢，进针和退针要快。

（五）蟾蜍淋巴囊注射

蟾蜍淋巴囊有数个，注入药物易吸收。一般注射部位为胸、腹或股淋巴囊。由于其皮肤很薄缺乏弹性，注射后药物易从针孔溢出，所以胸部淋巴囊注射时应将针头插入口腔，由口腔底部穿过下颌肌层进入淋巴囊，将药物注入。

（六）小鼠灌胃法

以左手捉拿小鼠，使腹部朝上，颈部拉直。右手持配有灌胃针头的注射器，自口角处插入口腔，再从舌面紧沿上腭进入食管。如手法正确，不难成功；若遇阻力，应退出后再插。不能用强力猛插，以免刺破食管或灌入气管，造成动物死亡。

（七）家兔灌胃法

需两个人合作进行。一人取坐位，用两腿夹持兔身，左手握住家兔双耳，右手抓住两前肢；另一人将木制开口器横插兔口内，压住舌头并固定之。取导管从开口器中部小孔插入食道。插管时易误入气管，区别方法主要是谨慎观察插管后动物的反应，插入气管时可引起剧烈挣扎和呼吸困难；也可将导管的外端浸入水中，观察有无气泡，有气泡表明插入气管。当判明导管在食管内，取注射器接在导管上，将药物缓慢推入，再推注少量空气，使导管中不致有药液残留，慢慢拔出导管，取出开口器。

七、实验动物取血

实验动物的采血方法很多，按采血部位不同，可分为尾部采血（割、剪鼠尾）、鼠尾刺血、眼眶静脉丛采血、断头采血、心脏采血、颈静脉（动脉）采血、腹主动脉采血、股动（静）脉采血、耳缘剪口采血、耳静脉采血、后肢外侧小隐静脉采血、前肢内侧皮下头静脉采血、毛细血管采血、翼下采血等。

采血时要注意采血场所要有充足的光线；室温，夏季最好保持在 25 ~ 28 ℃，冬季 20 ~ 25 ℃ 为宜，采血用具和采血部位一般需进行消毒；若需抗凝血，应在注射器或试管内预先加入抗凝剂；所需采血量应控制在动物的最大安全采血量范围内。

（一）小鼠和大鼠的采血方法

1. 剪尾采血 需血量较少时常用此法。先将动物固定，将鼠尾浸在 50 ℃ 左右温水中浸泡几分钟或用乙醇棉球或二甲苯涂擦鼠尾，使尾部血管充盈，剪去尾尖 1 ~ 2 mm（小鼠）或 3 ~ 5 mm（大鼠），使血液顺血管壁自由流入试管或用血红蛋白吸管吸取。采血结束时，伤口消毒并用棉球压迫止血。此法每只鼠一般可采血 10 次以上，小鼠每次可取血 0.1 mL 左右，大鼠可取血 0.3 ~ 0.5 mL。

2. 眼眶后静脉丛采血 操作者一手固定小鼠或大鼠，拇指和食指尽量将鼠头部皮肤捏紧，或轻轻压迫颈部两侧，使鼠眼球突出，眼眶后静脉丛充血，另一只手持毛细采血管，以 45° 从内眼角刺入，并向下旋转，感觉刺入静脉丛后，再向外边退边吸，当得到所需血量后，放松加于颈部的压力，并拔出采血器，以防穿刺孔出血。若技术熟练，此方法在短期内可重复采血，小鼠一次可采血 0.2 ~ 0.3 mL，大鼠可采血约 0.5 mL。如仅进行一次取血，可采用摘眼球法，右手取一眼科弯镊，在鼠右或左侧眼球根部将眼球摘去，并将鼠倒置，头向下，抽取血液。

3. 尾静脉取血 将鼠装进固定器，漏出尾巴，使尾部血管充盈，做好尾部消毒，用 1 mL 针筒接好针头，穿刺尾静脉，抽取血液。

4. 腋下采血 将麻醉后的小鼠仰卧固定，剪开腋下皮肤，钝性分离腋下的胸肌等组织，暴露腋下血管，剪断腋下静脉，用注射器或吸管吸血。

5. 断头采血 用剪刀迅速剪掉动物头部，立即将动物头朝下，提起动物，血液可流入试管中。

6. 心脏采血 切开动物胸腔，直接从心脏内采血，也可剪破心脏直接用注射器或吸管吸血。

7. 股动脉采血 大量取血时常用此法。需手术分离股动脉，用注射器套上针头刺入血管取血或剪断股动脉用吸管吸取血样，小鼠的一次采血量可达 0.5 mL，大鼠可达 2.0 mL，操作时防止喷血。

（二）家兔的取血

1. 耳缘静脉取血法 选好耳缘静脉，拔去被毛，用二甲苯或乙醇涂擦局部，小血管夹夹紧耳根部，使血管充血扩张。术者持粗针头从耳尖部血管，逆回流方向刺入静脉内取血，或用刀片切开静脉，血液自动流出，取血后棉球压迫止血，取血量 2 ~ 3 mL。压住侧支静脉，血液更容易流出；取血前耳缘部涂擦液状石蜡，可防止血液凝固。

2. 耳中央动脉取血法 家兔固定箱内，用手揉擦耳部，使中央动脉扩张。左手固定兔耳，右手持注射器，中央动脉末端进针，与动脉平行，向心方向刺入动脉。一次取血量 15 mL。取血后棉球压迫止血，注意兔耳中央动脉易发生痉挛性收缩。抽血前要充分使血管扩张，在痉挛前尽快抽血，抽血时间不宜过长。中央动脉末端抽血比较容易，耳根部组织较厚，抽血难以成功。

3. 后肢胫部皮下静脉取血法　家兔固定于兔台上，剪去胫部被毛，股部扎止血带，胫外侧皮下静脉充盈。左手固定静脉，右手持注射器，针头与静脉走向平行，刺入血管后回抽针栓即有血液进入注射器。

4. 心脏取血法　将家兔固定于兔台上，或由助手将家兔以站立位固定，剪去胸部被毛，常规消毒。术者在胸骨左侧 3～4 肋间摸到心尖搏动，在心搏最明显处作穿刺点；右手持注射器，将针头插入肋间隙，在左手触摸到心跳的配合下，垂直刺入心脏，当持针手感到心脏搏动时，再稍刺入即达心腔。每次抽血量 20～25 mL，针头宜直入直出，不可在胸腔内左右探索，拔针后棉球压迫止血。

家兔颈动静脉和股动静脉取血法与大鼠相同，均需作相应的血管分离手术。

（三）豚鼠的取血

1. 心脏取血法　豚鼠心脏取血法与家兔基本相同。取血量可根据需要，采集部分血 5～7 mL，采集全部血 15～20 mL。

2. 背中足静脉取血法　助手固定动物，将后肢膝关节拉直。术者可从动物脚背面找到背中足静脉，常规消毒后，左手拉住豚鼠趾端，右手持注射器穿刺，抽血后立即用纱布或棉球压迫止血。反复取血可两后肢交替使用。

（四）狗的取血

1. 心脏取血法　狗心脏取血方法与家兔相同，可抽取较多的血液。

2. 小隐静脉和头静脉取血法　小隐静脉从后肢外踝后方走向外上侧，头静脉位于前肢脚爪上方背侧正前位，剪去局部背毛。助手握紧腿，使皮下静脉充盈。术者按常规穿刺即可抽出血液。

3. 颈静脉取血法　狗以侧卧位固定于狗台上，剪去颈部背毛，常规消毒。助手拉直颈部，头尽量后仰。术者左手拇指压住颈静脉入胸腔处，使颈静脉怒张。右手持注射器，针头与血管平行，从远心端刺入血管。颈静脉在皮下易滑动，穿刺时要拉紧皮肤，固定好血管，取血后棉球压迫止血。

4. 股动脉取血法　麻醉狗或清醒狗背位固定于狗台上。助手将后肢向外拉直，暴露腹股沟，剪去背毛，常规消毒。术者左手食指与中指触摸动脉搏动部位，并固定好血管；右手持注射器，针头与皮肤呈 45°角，由动脉搏动最明显处直接刺入血管，抽取所需血液量。取血后需较长时间压迫止血。

八、实验动物的处死方法

（一）颈椎脱臼法

大、小鼠最常用的处死方法。用拇指和食指用力往下按住鼠头，另一只手抓住鼠尾，用力稍向后上方一拉，使之颈椎脱臼，造成脊髓与脑髓断离，动物立即死亡。

（二）空气栓塞法

主要用于大动物的处死，用注射器将空气急速注入静脉，可使动物致死。当空气注入静脉后，可在右心随着心脏的跳动使空气与血液相混致血液呈泡沫状，随血液循环到全身。如进入肺动脉，可阻塞其分支，进入心脏冠状动脉，造成冠状动脉阻塞，发生严重的血液循环障碍，动物很快致死。一般兔与猫可注入 10～20 mL 空气，狗可注入 70～150 mL 空气。

（三）急性大失血法

用粗针头一次采取大量心脏血液，可使动物致死。豚鼠与猴等皆可采用此法。鼠可采用眼眶动、静脉大量放血致死。狗和猴等在麻醉状态下，暴露出动物的颈动脉，在两端用止血钳夹住，插入套管，然后放松近心端的钳子，轻轻压迫胸部，尽可能大量放血致死。狗也可采用股动脉放血法处死。硫喷妥钠 20～30 mg/kg 静脉注射，狗则很快入睡，然后暴露股三角区，用利刀在股三角区作一个约 10 cm 的横切口，将股动、静脉全部切断，立即喷出血液，用一块湿纱布不断擦去股动脉切口处的血液和凝块，同时不断用自来水冲洗流血，使股动脉切口保持通畅，动物 3～5 分钟内可致死。

（四）吸入麻醉致死法

应用乙醚吸入麻醉的方法处死。大、小鼠在 20～30 秒陷入麻醉状态，3～5 分钟死亡。应用此法处死豚鼠时，其肺部和脑会发生小出血点，在病理解剖时应予注意。

（五）注射麻醉法

应用戊巴比妥钠注射麻醉致死。豚鼠可用其麻醉剂量 3 倍以上剂量腹腔注射。猫可采用本药麻醉量的 2～3 倍药量静脉注射或腹腔内注射。兔可用本药 80～100 mL/kg 的剂量急速注入耳缘静脉内。狗可用本药 100 mg/kg 静脉注射。

（六）其他方法

大、小鼠还可采用击打法、断头法、二氧化碳吸入法致死。具体操作为右手抓住鼠尾提起动物，用力摔击鼠头部，动物痉挛致死，或用小木锤用力击打头部致死。用剪刀在鼠颈部将鼠头剪掉，由于剪断了脑脊髓，同时大量失血，动物很快死亡。目前国外多采用断头器断头，将动物的颈部放在断头器的铡刀处，慢放下刀柄接触到动物后，用力按下刀柄，将头和身体完全分离，这时有血液喷出，要多加注意。吸入二氧化碳，此法安全、人道、迅速，被认为是处理啮齿类的理想方法，国外现多采用此法。可将多只动物同时置入一个大箱或塑料袋内，然后充入 CO_2，动物在充满 CO_2 的容器内 1～3 分钟内死去。

实验二　小鼠骨髓细胞微核实验

一、实验目的

通过检测哺乳动物骨髓细胞中嗜多染红细胞（PCE）的微核出现率，判断受试物是否具有致突变作用，主要用于鉴别损伤染色体和干扰细胞有丝分裂的物质。

二、实验原理

微核是在细胞有丝分裂后期染色体有规律地进入子细胞形成细胞核时，留在细胞质中的染色单体或染色体的无着丝粒断片或环。这些成分在有丝分裂末期，单独形成一个或几个规则的次核存在于细胞质，由于其体积明显小于细胞核，故称微核。一般认为微核是细胞内染色体断裂或纺锤丝受影响而在细胞有丝分裂后期滞留在细胞核外的遗传物质。所以微核试验能检测化学毒物或物理因素诱导产生的染色体完整性改变和染色体分离改变这两种遗传学终点。

微核可以出现在多种细胞中，但在有核细胞中较难与正常核分叶及核突出物相区别。红细胞在成熟之前，先由成红细胞将主核排出，演变为嗜多染红细胞（PCE），PCE 细胞保持其嗜碱性约 24 小时，然后成为正染红细胞，并进入循环的外周血中。在 PCE 细胞中，主核排出，微核可留在胞浆中，并保持一定的时间，容易观察和识别。因此观察和计数 PCE 细胞中的微核，可反映染色体断裂和纺锤体损伤情况。

三、器材、试剂与实验动物

1. 器材　手术刀、手术剪、无齿镊、小型弯止血钳、干净纱布、带橡皮头吸管、台式离心机、刻度离心管、晾片架、电吹风机、玻璃染色缸、1 mL 注射器及 6 号针头、载玻片及推片、定时钟、带油镜头显微镜、细胞计数器、细菌过滤器等。

2. 试剂

（1）小牛血清　小牛血清过滤除菌后放入 56 ℃恒温水浴锅保温 1 小时进行灭活，储存于 4 ℃冰箱。

（2）甲醇（分析纯）。

（3）丙三醇（分析纯）。

（4）生理盐水。

（5）磷酸盐缓冲液　甲液：1/15 mol/L 磷酸氢二钠（Na_2HPO_4）称取无水 Na_2HPO_4 9.47 g 溶于 1000 mL 蒸馏水；含 2、7 或 12 份结晶水时，则分别称取 11.87 g、17.87 g 或 23.88 g。乙液：1/15 mol/L 磷酸二氢钾（KH_2PO_4）称取 KH_2PO_4 9.08 g 溶于 1000 mL 蒸馏水。

（6）吉姆萨（Giemsa）贮备液　取 Giemsa 染料 1.5 g、丙三醇 75 mL、甲醇 75 mL。先将染料置于研钵内，加入少量丙三醇研细，再分次倾入剩余的丙三醇继续研磨，然后转移至烧杯内，盖上玻璃表面皿，置 60 ℃水浴 2 小时，并不时搅拌。取出待冷却后加入甲醇，混合静置 2 周后，过滤于棕色瓶内，存放阴凉处。该贮备液存放时间越长，染色效果越好，此即为 1% 的 Giemsa 原液。临用时，用 pH 6.4 的磷酸盐缓冲液进行 1∶10 稀释。为配制吉姆萨染液和吖啶橙染液，需配制 3 种磷酸盐缓冲液：①pH 6.24 磷酸盐缓冲液，取甲液 20 mL 和乙液 80 mL 混合即可；②pH 6.47 磷酸盐缓冲液，取甲液 30 mL 和乙液 70 mL 混合即可；③pH 6.8 磷酸盐缓冲液，取甲液 49.5 mL 和乙液 50.5 mL 混合即可。各种 pH 的磷酸盐缓冲液配成后，可用 pH 计加以校准，调节至所需 pH。

（7）吖啶橙染液　①以 0.1% 吖啶橙水溶液作为贮备液。称取吖啶橙 0.1 g 溶于 100 mL 蒸馏水中。至褐色瓶内，在 4 ℃下可保存数周。②以 0.24 mmol/L 吖啶橙–磷酸盐缓冲液作为工作液，临用时配制。取两份 0.1% 吖啶橙贮备液，30 份 1/15 mol/L、pH 6.8 磷酸盐缓冲液混匀即得。

（8）二甲苯（分析纯）。

3. 实验动物　一般选用 7~12 周龄、体重 25~30 g 的小鼠，也可选用体重 150~200 g 的大鼠。每个剂量组至少用两种性别的动物各 5 只。若需多次采样，则每组的动物数需增加，每个采样时间至少需存有 8 只动物。购买动物后至少适应环境 3 天。

四、操作步骤

（一）受试物配制

一般用蒸馏水作溶剂，如受试物不溶于水，可用食用油、医用淀粉、羧甲基纤维素等配成乳化液或悬浊液。受试物应于灌胃前新鲜配制，除非有资料表明以溶液（悬浊液、乳浊液等）保存具有稳定性。

（二）剂量及分组受试物

应设三个剂量组，最高剂量组原则上为动物出现严重中毒表现和（或）个别动物出现死亡的剂量，一般可取 1/2 LD_{50}，低剂量组应不表现出毒性，分别取 1/4 LD_{50} 和 1/8 LD_{50} 作为中、低剂量。急性毒性试验，给予最大剂量受试物（最大使用浓度和最大灌胃量）动物无死亡而求不出 LD_{50} 时，高剂量组可按以下顺序：①10 g/kg 体重；②人可能摄入量的 100 倍；③一次最大灌胃量进行设计，再下设中、低剂量组。另设溶剂对照组和阳性对照组，阳性对照组可用环磷酰胺 40 mg/kg 体重经口或腹腔注射给予（首选经口）。

（三）实验动物的处理

经口灌胃。根据细胞周期和不同物质的作用特点，可先做预试验，确定取材时间。常用 30 小时给受试物法。即两次给受试物间隔 24 小时，第二次给受试物后 6 小时，颈椎脱臼处死动物。

（四）制片

1. 骨髓细胞液的制备　取小鼠两侧股骨，剔去肌肉，用滤纸或纱布擦去血污和肌肉，剪去股骨两端。用配有 6 号针头 1 mL 注射器吸取小牛血清约 0.05 mL 冲洗骨髓腔数次，将冲洗物滴在载玻片上。

2. 涂片　将载玻片上的冲洗物调匀后，推片若干张。迅速干燥，可在酒精灯上短时烘烤。

3. 固定　将干燥的涂片置甲醇液中固定 5~10 分钟，取出晾干。当日不染色的涂片亦应固定后保存。

4. 染色　固定好的涂片用 1∶10 吉姆萨－磷酸盐缓冲液（pH 6.4）染色 15~30 分钟。用蒸馏水冲洗、干燥、待检。为了便于诊断，可用吖啶橙染色法。固定好的涂片放入 吖啶橙－磷酸盐缓冲液内，染色 2~3 分钟。用 pH 6.8 磷酸盐缓冲液冲洗 3 次，每次 1~2 分钟。晾干后在荧光显微镜下观察，如微核带红色荧光，可再冲洗数分钟，直至发黄绿色荧光。在染色、干燥过程中均应避光，以防荧光减弱或消失。

5. 封片　染色干燥后的涂片，若需长时间保存，可放入二甲苯透明 6 分钟，取出后趁湿滴上适量中性树脂胶，盖上盖玻片，平置。待干后即可收入盒内备检。若在短时间内进行观察，涂片不需制成封片。

6. 镜检　先以低倍镜、高倍镜粗检，选择细胞完整、分布均匀和染色良好的区域，再以油镜检查计数。可用细胞形态是否完好，作为判断制片优劣的标准。嗜多染红细胞

（PCE）呈灰蓝色，成熟的正常红细胞（NCE）呈粉红色。典型的微核多为单个的、圆形、边缘光滑整齐，嗜色性与核质一致，呈紫红色或蓝紫色，直径通常为红细胞的1/20～1/5。

每只动物需计数1000个嗜多染红细胞，并计算含微核的嗜多染红细胞数，列入实验表2-1。在一个嗜多染红细胞中出现两个或多个微核，仍按一个微核细胞计数。微核率按下式计算，并以千分率表示。微核率列入实验表2-2。另外，观察嗜多染红细胞在红细胞中所占的比值，可作为细胞毒性指标之一。一般计数200个红细胞，受试物组嗜多染红细胞占红细胞总数的比例不应少于对照值的20%。否则说明受试物细胞毒性较大，PCE形成受到严重抑制。

嗜多染红细胞微核率 = 有微核的嗜多染红细胞总数/检查的嗜多染红细胞数 × 1000‰。

实验表2-1　微核嗜多染红细胞数统计

性别	溶剂对照组	低剂量组	中剂量组	高剂量组	阳性对照组
雄鼠1号					
2号					
3号					
4号					
5号					
雌鼠1号					
2号					
3号					
4号					
5号					

注：表内数据是观察每个鼠的1000个嗜多染红细胞而发现的有微核的细胞数。

实验表2-2　微核率统计

剂量组	动物数	检查细胞总数	含微核细胞数	微核率（‰）
溶剂对照组				
低剂量组				
中剂量组				
高剂量组				
阳性对照组				

注：检查细胞总数 = 检查鼠数 × 1000。

五、结果分析与评价

本试验中只计数PCE中的微核，每只动物为一观察单位。每组的雌、雄动物分别计算微核率，当雌、雄动物之间无明显的性别差异时可合并计算结果。

1. 数据处理　一般采用卡方检验、泊松分布或双侧t检验等统计学方法处理。溶剂对照组和阳性对照组的微核发生率，应与试验所用动物种属及品系的文献报道结果或者是与研究的历史数据相一致。

2. 结果判定　试验组与对照组相比，试验结果微核率有明显的剂量-反应关系并有统计学意义时，即可确认为阳性结果。若统计学差异有显著性，但无剂量-反应关系时，则须进行重复试验，结果能重复可确定为阳性。一般阴性对照组的微核率应<5‰。

实验三　小鼠精子畸形实验

一、实验目的

精子畸形实验是检测受试化学毒物能否破坏哺乳动物精子正常形态的实验方法。通过该实验，学习和掌握小鼠精子畸形实验的原理和步骤。

二、实验原理

精子畸形是指精子的形状异常和异常精子的数量增多。生殖系统对化学毒物的作用十分敏感，在其他系统还未出现毒性反应前，生殖系统可能已经出现损害作用。正常情况下，哺乳动物的精液中也存在少量的畸形精子，但在某些化学毒物的作用下，特别是在可引起生殖细胞遗传性损伤的化学毒物的作用下，哺乳动物睾丸产生的畸形精子数量可大量增加。因此，可以用检测雄性动物接触化学毒物后精子畸形率的高低，来反映该化学毒物的生殖毒性和对生殖细胞潜在的致突变性。

化学毒物引起精子畸形的机制尚未完全清楚。正常情况下，精子的成熟和正常形态发生过程受多种基因调控，一旦这些基因中的一个或多个在化学毒物的作用下发生突变，就会导致畸形精子数量增加。一般认为，常染色体上的基因调控精子畸形，Y-性连锁基因调控畸形精子的表现。某些特异的染色体重排，如性、常染色体易位，是化学毒物诱发哺乳动物精子畸形率增高的主要机制。

三、器材、试剂与实验动物

1. 器材　眼科剪、眼科镊、玻璃平皿、显微镜、擦镜纸、带橡皮头吸管。

2. 试剂　磷酸盐缓冲液（称取 NaCl 8 g、KCl 0.2 g、KH_2PO_4 0.12 g、Na_2HPO_4 0.91 g，用蒸馏水溶解并定容至 1000 mL）、生理盐水、甲醇（分析纯）、甲基磺酸甲酯或甲基磺酸乙酯或环磷酰胺、2% 伊红水溶液。

3. 实验动物　成熟大鼠、小鼠均可使用。一般采用雄性小鼠，年龄宜在 6~8 周。因小鼠较为经济，且有大量实验证明小鼠在该实验系统中对化学毒物最为敏感。

四、操作步骤

（一）剂量和分组

实验至少应设 3 个以上剂量组，同时设立阳性对照组和阴性对照组。接触化学毒物后每组至少应存活 5 只动物。最高剂量组 5 天总剂量应能使部分动物死亡。

一般可采用 LD_{50} 的 2~4 倍剂量，或预先做 5 天给予化学毒物的 LD_{50}，求得最高总剂量，然后以它的 1/2（或 1/5、1/10）作为下一组的接触剂量，依此类推。

阳性对照可用环磷酰胺 20 mg/kg 或甲基磺酸甲酯 75 mg/kg 或甲基磺酸乙酯 60 mg/kg 进行腹腔注射，每天一次，连续 5 天。阴性对照选用与受试化学毒物相同体积的溶剂。

对于不稳定或稳定性不强的受试化学毒物，应每天新鲜配制。

（二）染毒与采样

可采用 1 次或每天 1 次连续 5 天的方法进行染毒。染毒途径多用腹腔注射，也可采用与人体实际接触化学毒物相同的途径，如经口、吸入和皮肤接触等。

一般认为精原细胞后期或初级精母细胞早期对化学毒物敏感，在接触化学毒物后 4～5 周精子畸形率最高，故选择在第一次染毒后第 35 天进行采样。也可在染毒后第 1 周、第 4 周和第 10 周分 3 次采样，或者在染毒后每周采样 1 次，连续进行动态观察，直至精子形态恢复正常。

（三）制片

用颈椎脱臼法处死小鼠，剪开腹腔，分离并摘取双侧附睾，将附睾放入盛有约 1 mL 磷酸盐缓冲液或生理盐水的小平皿中，以眼科剪将附睾剪成小块，用吸管将悬浮液慢慢吹打 5～6 次，静置 3～5 分钟，用 4 层擦镜纸过滤除去组织碎片，吸取此精子悬浮液滴于清洁载玻片上，均匀推片，待玻片晾干后用甲醇固定 5 分钟，干燥后即可镜检观察精子形态。也可用 2% 的伊红水溶液染色 1～2 小时后再做镜检。

（四）阅片

在高倍镜下检查精子形态，可加上蓝色或绿色滤光片。每只小鼠检查完整的精子 200～500 条，每个剂量组至少检查 1000 条精子。精子畸形主要表现在精子的头部，可分为无钩、香蕉形、双头、胖头、尾折叠及双尾等形态。但在镜检时，要特别区分两条精子部分重叠所造成的假双头或假双尾精子。头部重叠或全部重叠的精子、无尾精子不进行计数。

精子畸形类型和精子畸形率统计表见实验表 3－1、实验表 3－2。

实验表 3－1　精子畸形类型统计

剂量组	无钩	香蕉形	无定形	胖头	尾折叠	双头	双尾	合计
溶剂对照组								
低剂量组								
中剂量组								
高剂量组								
阳性对照组								

注：每只动物检查 1000 个精子，每组 5 只动物。

实验表 3－2　精子畸形率统计

剂量组	畸形精子数	正常精子数	合计	畸形率（%）
溶剂对照组				
低剂量组				
中剂量组				
高剂量组				
阳性对照组				

五、结果分析与评价

分别计算各剂量组的精子畸形发生率。各剂量组的精子畸形率与阴性对照组之间进行非参数等级秩和检验，也可按 χ^2 检验法计算各组精子畸形率的差异显著性。

由于不同品系小鼠精子畸形率本底值差异较大，且影响因素也较多，故在结果分析时，应首先观察阳性和阴性对照组的实验结果。阳性对照组精子畸形率增高应在本实验室的历史记录范围内，并与阴性对照组有显著性差异（$P < 0.01$），阴性对照组的畸形精子率也应与自己实验室的历史记录相接近，否则所得结果不可靠，实验应重做。

出现可重复的剂量–反应关系时，可判断实验结果为阳性。即要判定某一化学毒物为精子畸形诱变剂，至少应该有两个相邻剂量组的精子畸形率比阴性对照组显著增高（$P < 0.01$）；或达到阴性对照组的两倍或两倍以上，并且实验结果能够重复，则也可认为实验结果阳性。如果试验组染毒剂量已使动物发生死亡，而精子畸形仍未见增加，则可判定实验结果为阴性。在受试化学毒物的毒性作用较低而不至于引起动物死亡时，应当记录最大染毒剂量。

六、注意事项

（1）在镜检时要注意鉴别制片过程中人为造成的精子损伤。要特别注意由于精子重叠和交叉所造成的如多头、双头、双尾及多尾畸形等假象。

（2）在结果判定时，要注意排除机体某些如缺血、变态反应、感染和体温增高等可能导致精子畸形率增高的因素，以免造成假阳性结果。

实验四　经口急性毒性试验

一、实验目的与原理

急性毒性试验是毒理学评价中常用的方法，也是进行其他毒理学试验的依据。根据急性毒性试验结果，可初步了解受试物的毒性强度，性质和可能的靶器官，为进一步进行毒理学试验剂量的选择、试验观察项目的设定提供依据。

外源化学物经口染毒的方法是毒理学中重要的基本技术之一，经口急性毒性试验是研究化学毒物的基本试验。通过该实验学习化学物毒性试验的实验设计原则和掌握经口灌胃技术。

二、器材、试剂与实验动物

1. 器材　托盘天平、电子天平、容量瓶、烧杯、灌胃针、鼠笼、乙醇棉球。

2. 试剂　唇香草挥发油（0.94 g/mL）、吐温–80。

3. 实验动物　SPF 昆明种小鼠 100 只，雌雄各半，平均体质量（20 ±2）g。

三、操作步骤

（一）唇香草挥发油配制

将浓度为0.94 g/mL的唇香草挥发油用0.52%吐温－80溶解，制备成乳剂溶液，备用。

（二）分组及给药方法

在屏障环境中适应性喂养小鼠适应性喂养7天后，挑选符合试验要求的小鼠（健康的，体重要求在同一组内、同性别动物体重差异应小于平均体重的10%，不同组间、同性别动物体重均值差异应小于5%。），例如符合实验要求的为90只小鼠，采用随即数字表或统计软件随机数字生成器进行随机分组，本实验随机分为9组，每组10只，雌雄各半。设置剂量组（8组）和空白对照组（1组），剂量组小鼠灌胃剂量分别为10 000、8000、6400、5000、3000、2000、1000、500 mg/kg体重唇香草挥发油溶液，空白组小鼠灌胃同等剂量的蒸馏水，按照0.2 mL/10 g体重，每天1次，连续灌胃7天，第1次给药前禁食不禁水12小时，给药后密切观察1天，第2天以后每天观察2次，连续观察14天。

（三）中毒症状观察和LD_{50}计算

1. 中毒症状　染毒后注意观察中毒的发生、发展过程的规律以及中毒特点和毒作用的靶器官，观察啮齿类动物急性中毒表现，做好实验纪录。观察期间每3天称重一次。急性毒性试验可不做病理组织学检查，但对死亡动物应做大体病理学观察，存活动物实验结束时可做大体解剖学观察，肉眼观察到病变时应取材做病理组织学检查，以便为下阶段毒性试验剂量选择提供参考依据。

2. LD_{50}计算　改良寇氏法、霍恩法等（见项目六），本试验采用SPSS软件中概率单位回归法求出LD_{50}及95%的可信限范围。

四、结果分析与评价

根据实验动物中毒症状、死亡时间、LD_{50}及急性毒作用带，参照表2－1毒物的毒性分级标准进行评定唇香草挥发油的毒性大小及毒性特征。

扫码"看一看"

实验五　皮肤刺激实验

一、实验目的

学习皮肤染毒技术，了解受试物对皮肤是否有刺激或腐蚀作用。

二、实验原理

刺激实验，不涉及免疫学机制，一次、多次或持续与受试物接触所引起的局部炎症反应。皮肤刺激实验，受试物与皮肤接触后可经皮肤吸收引起机体中毒，或引起皮肤、黏膜局部损伤，具体来说，将受试物一次（或多次）涂敷于受试动物的皮肤上，在规定的时间间隔内，观察动物皮肤局部刺激作用的程度并进行评分，用于评价受试物在试验条件下产生皮肤刺激反应的潜在性。因此，经皮肤接触毒性试验在毒理学中占有重要位置。

三、器材、试剂与动物

1. 器材 棉签、医用纱布、无刺激性胶布。

2. 试剂 辣椒油，脱毛剂（取 3 份硫化钠、1 份洗衣粉和 7 份淀粉，使用前临时用温水调成糊状）。

3. 实验动物 成年、健康的小鼠 3 只。

四、操作步骤

1. 小鼠脱毛 用脱毛剂脱去小鼠被毛。

2. 小鼠染毒操作 本次采用涂布法染毒。用棉签将辣椒油均匀涂布于脱毛的皮肤上，在其上覆盖纱布，并用胶布固定。于染毒后 30 分钟、60 分钟、2 小时、4 小时分别观察染毒部位的皮肤，有无红斑和水肿，有无水泡、糜烂、渗出等症状。记录症状并判断辣椒油对皮肤的刺激性。

3. 皮肤局部刺激作用的观察方法和评价 皮肤局部刺激评价依据皮肤刺激反应评分标准（实验表 5–1）及皮肤刺激强度评价标准（实验表 5–2）。

实验表 5–1 皮肤刺激反应评分标准

	刺激反应	分值
	无红斑	0
	轻度红斑（勉强可见）	1
红斑	中度红斑（明显可见）	2
	重度红斑	3
	紫红色红斑到轻度焦痂形成	4
	无水肿	0
	轻度水肿（勉强可见）	1
水肿	中度水肿（明显隆起）	2
	重度水肿（皮肤隆起 1 mm，轮廓清楚）	3
	严重水肿（皮肤隆起 1 mm 以上并有扩大）	4
最高总分值		8

实验表 5–2 皮肤刺激强度评价标准

分值	评价
0~0.49	无刺激性
0.50~1.99	轻度刺激性
2.00~5.99	中度刺激性
6.00~8.00	强刺激性

4. 实验操作要点 脱毛操作过程中，注意不要伤到小鼠皮肤；小鼠在染毒过程中，注意其随时间的变化。

五、结果分析与评价

观察辣椒油对小鼠皮肤的刺激作用，并作出皮肤刺激性分级的判断。

六、注意事项

在实验操作过程中，注意安全，以免被小鼠咬伤，防止小鼠丢失；实验使用的有毒化学药品妥善处理；要遵守实验操作规程。

参考文献

［1］张爱华，蒋义国．毒理学基础［M］．第2版．北京：科学出版社，2016．

［2］姜岳明．毒理学基础［M］．北京：人民卫生出版社，2012．

［3］黄吉武，童建．毒理学基础［M］．第2版．北京：人民卫生出版社，2016．

［4］孙素群．食品毒理学［M］．第2版．武汉：武汉理工大学出版社，2017．

［5］纪云晶．实用毒理学手册［M］．北京：中国环境科学出版社，1991．

［6］杨才凤．35例亚硝酸盐中毒的急救及护理［J］．实用临床医药杂志，2010（6）：26．

［7］李宁，马良．食品毒理学［M］．第2版．北京：中国农业大学出版社，2016．

［8］凌关庭．保健食品原料手册［M］．第2版．北京：化学工业出版社，2006．

［9］于新，李小华．药食同源物品使用手册［M］．北京：中国轻工业出版社，2012．

［10］姚泰．生理学［M］．北京：人民卫生出版社，2010．

［11］李建科．食品毒理学［M］．北京：中国剂量出版社，2011．

［12］刘宁，沈明浩．食品毒理学［M］．北京：中国轻工业出版社，2013．

［13］叶永茂．中国保健食品及其安全问题［J］．药品评价，2014，3（1）：161－182．

［14］龙峰．浅谈我国保健食品安全现状及应对措施［J］．中国公共卫生管理，2011，3（27）：229－230．

［15］高金燕．食品毒理学［M］．北京：科学出版社，2018．

［16］单毓娟．食品毒理学［M］．北京：科学出版社，2018．

［17］张立实，李宁．食品毒理学［M］．北京：科学出版社，2018．

［18］沈明浩，易有金，王雅玲．食品毒理学［M］．北京：科学出版社，2014．

［19］邹莉波．药理学与毒理学实验［M］．第2版．北京：中国医药科技出版社，2014．

［20］刘胜学，杨录军．卫生毒理学实验教程［M］．西安：第四军医大学出版社，2006．

［21］江高峰．毒理学基础实验教程［M］．武汉：湖北科学技术出版社，2012．

［22］金刚．食品毒理学基础与实训教程［M］．北京：中国轻工出版社，2014．

［23］石年，韦小敏．毒理学基础［M］．北京：人民卫生出版社，2012．

［24］严卫星，丁晓雯．食品毒理学［M］．北京：中国农业大学出版社，2009．

［25］王心如．毒理学基础［M］．第5版．北京：人民卫生出版社，2007．

［26］钟金汤．偶氮染料及其代谢产物的化学结构与毒性关系的回顾与前瞻［J］．环境与职业医学，2004，21（1）：56－62．

［27］董玉瑛，雷炳莉，柏丽杰，等．海华环境化合物联合作用及其研究方法评价［J］．大连民族学院学报，2006，8（5）：39－41．

［28］刘爱红．食品毒理学基础［M］．北京：化学工业出版社，2008．

［29］唐焕文，靳曙光．毒理学基础实验指导［M］．北京：科学出版社，2010．